ESSAI

SUR L'HISTOIRE

DES FERMENTS

DE LEUR RAPPROCHEMENT

AVEC

LES MIASMES ET LES VIRUS

PAR

Le D^r CH. DE VAURÉAL

PARIS

ADRIEN DELAHAYE, LIBRAIRE-ÉDITEUR

PLACE DE L'ÉCOLE DE MÉDECINE

1864

ESSAI

SUR

L'HISTOIRE DES FERMENTS

DE LEUR RAPPROCHEMENT

AVEC LES MIASMES ET LES VIRUS

> Notitia fermenti, ut nulla jejunior…
> ita nulla utilior
>
> (VAN HELMONT.)

INTRODUCTION

La question des ferments est un carrefour où aboutissent trois branches de la biologie : la chimie, l'embryogénie et la pathogénie.

Pour rendre claire l'histoire que je vais esquisser, je serai obligé de tenir compte des notions métaphysiques qui concernaient ce mystère de la vie, dont les anciens ont cherché à pénétrer les secrets, et dont les modernes, forts de la méthode expérimentale, ont su faire une science, toute jeune encore, mais qui grandit chaque jour.

Avant d'exposer les idées des anciens et leurs opinions sur les ferments. c'est-à-dire sur les causes des mutations qui se traduisent par la fermentation, la génération et la putréfaction, je crois devoir indiquer mon point de départ, et le but que je me propose.

Ce point de départ comprend un terme d'autant plus essentiel à fixer, qu'il est conçu d'une manière différente par les auteurs qui font autorité et qui ont défini la vie.

Vie et mort sont de ces mots qui expriment des phénomènes sensibles à tous; mais, pris dans un sens familier, ils embarrassent la science plus qu'ils ne lui servent. Aussi a-t-on bien longtemps cherché à définir scientifiquement les idées et les faits qu'ils embrassent : cela se comprend facilement, car il n'y a pas de vie sans un mouvement de décomposition, et réciproquement, il n'y a pas de décomposition sans un mouvement d'organisation, ainsi que l'a établi M. Pasteur.

La définition de Bichat : « La vie est l'ensemble des fonctions qui résistent à la mort, » et celle de Béclard : « La vie est l'organisme en action, et la mort l'organisme en repos. » ne sont pas plus heureuses l'une que l'autre au point de vue physiologique, car elles reposent sur une antithèse entre la vie et la mort ; celle de Burdach est purement métaphysique. Cuvier seul a émis une définition qui est vraie en tant qu'elle se rapporte à la vie matérielle : « Si, dit-il, pour nous faire une idée juste de l'essence de la vie, nous la considérons dans les êtres où ses effets sont les plus simples, nous nous apercevrons promptement qu'elle consiste dans la faculté qu'ont certaines combinaisons corporelles de durer pendant un temps et sous une forme déterminée, en attirant sans cesse dans leur composition une partie des substances environnantes, et en rendant aux éléments des portions de leur propre substance » (*Règne animal*, Introduction). Mais il complique sa définition de la vie de la notion de l'être spécial : « La vie est donc un tourbillon plus ou moins rapide, plus ou moins compliqué, dont la direction est constante, et qui entraîne toujours les molécules de mêmes sortes, mais où les mollécules individuelles entrent et d'où elles sortent continuellement, de manière que la forme du corps vivant lui est plus essentielle que sa matière.

« Tant que ce mouvement subsiste, le corps où il s'exerce est vivant, il vit. »

En physiologie générale, c'est l'idée de la vie organique qui importe, tandis que, pour la physiologie de l'homme, la vie est la manifestation de l'être dont le principe spécial s'accuse par des formes et une évolution qui lui sont propres. Cette distinction établie, la définition de Burdach conviendrait au point de vue anthropologique (1); mais en physiologie générale, et surtout aujourd'hui que les idées scientifiques tendent à devenir claires et positives, on sent mieux que jamais combien le sens des mots doit être restreint et précis, puisqu'ils entrent comme termes dans les problèmes les plus complexes où notre jugement a besoin d'être rigoureusement fixé sur le connu pour conquérir l'inconnu.

Il est donc rationnel de considérer la vie aussi simplement que possible, et de chercher à la voir dans l'organe le plus élémentaire, dans la cellule : alors elle se résume en un double mouvement de composition et de décomposition, comme l'a dit Cuvier (2).

––––––––––

(1) «La vie est l'infini dans le fini, le tout dans la partie, l'unité dans la pluralité..... Comme l'existence de l'univers tient à une cause spirituelle dont elle est la manifestation, ainsi son image ou son reflet, l'organisme individuel, n'existe que par une virtualité idéale. Au commencement, ce produit idéal n'apparaît pas encore comme individualité.

«La vie ne peut point apparaître tout d'un coup dans sa plénitude entière : elle n'y arrive que peu à peu, puisqu'elle se manifeste dans le domaine du fini..... L'idée est le noyau de la vie..... : l'idée de la fonction crée son organe pour se réaliser..... ; la vie naît de ce que l'idéal se renferme dans les bornes du fini, et, à mesure qu'elle avance, elle devient de plus en plus spirituelle et moins réelle..... ; toute métamorphose exprime la liaison de la partie avec le tout, de sorte que le particulier, après être sorti du général, tend à prendre de plus en plus le caractère de la généralité..... Comme la vie s'est plongée d'abord dans la matière pour acquérir un substratum fini, sur lequel il lui fût possible ensuite d'enter sa propre forme, celle de l'âme, de même celle-ci débute par être étroitement liée au corps, entourée d'une nuit obscure et plongée dans un sommeil profond....; mais le développement a lieu d'une manière progressive. Elle devient âme, sentiment de la vie, instinct, entendement et volonté; alors l'âme s'élève à son point culminant, elle a acquis la conscience de cette part d'infini qui fait sa propre et véritable essence.» (Burdach. *Traité de physiologie*, traduction de M. Jourdan.)

(2) M. I. Geoffroy-Saint-Hilaire dit qu'on ne peut définir la vie. *Hist. nat. gén.*

La vie organique, ainsi comprise, est la base de l'hypothèse que je veux développer, et dont l'énoncé est celui-ci : Tout organe vivant est un ferment, parce qu'il modifie le milieu dans lequel il vit en régénérant ses éléments. Car la vie (1) est un phénomène qui comprend trois termes : la durée de l'être ou sa nutrition, l'être dans le temps ou sa génération, et un terme commun, le milieu où vit l'être.

Ces trois termes sont régis par une double loi, celle de l'assimilation et celle de la désassimilation. C'est cette loi complexe qui prend par rapport à l'individu le nom de *nutrition* ; par rapport à l'espèce, celui de *génération* et enfin le nom de *fermentation* par rapport au milieu.

Mais la notion de l'être peut s'entendre non-seulement de l'espèce, mais aussi de l'organe le plus simple ; alors nous pouvons dire, eu égard au milieu, que la chlorophyle des végétaux, les globules sanguins des animaux, et même leurs différents organes, sont des ferments plus ou moins simples, comme les mycodermes du vin et de la bière, comme tous les microphytes et les microzoaires.

Je me propose donc de montrer que l'on peut généraliser l'idée du ferment, et je ferai d'abord l'historique des opinions anciennes qui ont été émises à cet égard, je tâcherai même de remonter à l'origine de l'idée des ferments.

On pourra m'accuser avec raison, dans cette première partie, d'avoir secoué la poussière du passé pour en faire sortir plus de fumée que d'étincelles. Mais on me pardonnera sans doute ce coup d'œil rétrospectif qui prouve que, dans tous les temps, on a agité les mêmes problèmes, et qu'on a cherché à les résoudre avec une égale puissance d'esprit. Si donc leur solution appartient aux mo-

---

des règnes organiques, t. II, p. 67). Cela est vrai, si l'on considère la vie comme une cause ; mais alors il s'agit d'un inconnu qui est le principe vital, ou l'âme. Si, au contraire, la *vie* est le fait de plusieurs actes, la simple énumération de ces actes est une définition complète de la vie.

(1) Voir la définition de la vie dans le *Dictionnaire de medecine* de MM. Littré et Robin.

dernes, cela démontre une fois de plus l'avantage de la méthode scientifique.

Dans la deuxième partie, en faisant l'exposé des travaux modernes, j'établirai la nature des ferments, et je les distinguerai des agents physiques (ou catalytiques) et des agents chimiques (ou digestifs); puis je consacrerai la troisième à établir le rapport qui peut exister entre les virus, les miasmes et les ferments.

PREMIÈRE PARTIE.

CHAPITRE Ier.

Du principe de la vie et de ses mutations chez les anciens

Le pourquoi et le comment sont deux questions que l'humanité s'est toujours posées, et souvent l'esprit humain a cru deviner avant d'avoir observé le phénomène : cette hâtivité du jugement qui vient à la fois de l'intelligence et de la paresse de l'homme a eu pour résultat ces successives oscillations d'ombre et de clarté, de doute et de confiance, d'ignorance et de science, au milieu desquelles la vérité s'est fait jour lentement en se présentant sous plusieurs de ses faces.

Aux générations qui voulurent voir la lumière *a priori*, il en est succédé qui n'ont demandé à la voir qu'*a posteriori*; les premières ont imaginé l'ontologie et la métaphysique, les dernières ont trouvé l'anatomie et la physiologie. De là deux grandes ères dans la science, celle de l'induction et celle de la déduction. C'est Lavoisier, en 1789, qui est venu clore l'une pour inaugurer l'autre en physiologie. Si la méthode scientifique a acquis une rigueur qui lui avait manqué jusque-là, cela ne veut pourtant pas dire qu'elle est née d'hier; il y a des milliers d'années que l'homme observe et pense, et, bien que ses moyens d'investigation diffèrent, c'est toujours la même sagesse, née armée de pied en cap, qui l'éclaire et l'inspire. Mais il y a une grande différence entre ce que l'expérience a appris aux anciens et ce qu'elle apprend aux modernes; cette différence vient de ce que l'homme a commencé par vouloir se connaître pour expliquer la nature, tandis qu'aujourd'hui, on tend à connaître la nature qui recèle la réponse de l'énigme que le sphinx proposait à Œdipe.

La nature donc, plus fouillée que jamais, a laissé surprendre ce qui était jusqu'alors secrets et mystères, et nous devons reconnaître que, grâce à de nombreux et ardents investigateurs, la science a fait plus de progrès en moins d'un siècle qu'elle n'en avait fait en deux mille ans. Cependant cela n'empêche nullement de rendre justice aux hommes de génie, dont les vues larges et profondes ont embrassé les phénomènes de la nature et pénétré leurs véritables causes avant que l'œuvre du temps en eût déchiré les voiles.

Du nombre de ces génies est Van Helmont, qui est l'auteur de la zymologie, et dont j'exposerai brièvement la doctrine. Mais je dois établir d'abord l'origine des idées que l'on s'était faites des ferments avant lui, afin que l'on comprenne mieux le rôle important qu'il leur faisait jouer dans les phénomènes de la vie.

Fermentum dérive de *fervere* (faire bouillir); en cela il est probable que les Latins ont suivi ou conçu la même idée que les Grecs, qui employaient le mot ζύμη qui vient probablement de ζέω ou de ζάω, l'un signifiant l'action du feu, l'autre l'action de la vie, notions adéquates chez les anciens.

En effet, plus on remonte à la source des civilisations, plus on trouve que l'homme a instinctivement attribué au principe igné la raison de tout ce qu'il croyait voir, soit dans l'ordre divin soit dans l'ordre naturel. La théologie du peuple le plus primitif le prouve : voici ce que dit le livre sacré des Aryas, ces adorateurs du feu qui ont transmis leur croyance à la race Indo-Européenne : « O Agni ! quand tu nais, tu es Varoûnâ (lumière sidérale); quand tu t'allumes, tu es Mitrâ (lumière solaire). Enfant de la force, tous les dieux sont à toi. Tu es Indra (la divinité suprême) pour le mortel qui te sert. Tu es Aryaman (le feu destructeur), chargé de la swadhâ (l'offrande)... Tu es Roudrâ (principe des orages, électricité), et à ta brillante naissance les marôuts (les vents) font éclater leurs clameurs » (1).

Agni est encore Souryâ, la lumière intellectuelle, Savitri, le dieu de la génération, il est aussi Somâ, la libation, le jus divin et sucré où il s'incarne pour consoler et illuminer l'homme. Ce nom de Somâ est celui de la plante (sarcostemma viminalis) dont le prêtre mettait le jus dans le vase appelé Samoudra, avec du beurre fondu (ghrita), du caillé (dadhi) et de l'orge, puis il le laissait fermenter; « il se for-

---

(1) Rig-Véda, sect. III, lect. 8, h. 2, t. II, p. 216.

mait alors un esprit puissant que l'on puisait avec une longue cuiller de bois pour le répandre en libation sur le foyer, ou le verser dans des coupes auxquelles buvaient les assistants » (1).

Ainsi donc, voici la découverte de la boisson fermentée, et elle est regardée dans le Védisme comme l'action sensible d'Agni qui est le feu intérieur, principe de la vie universelle (2).

Chez les Égyptiens on retrouve également la déification du feu ou de la lumière comme principe premier et générateur. Leurs mythes décèlent en eux un peuple observateur de la nature animée et dont le génie est dans l'amour matériel. Leurs trois grands dieux créateurs, ou Khaméfis, sont Knef, Fta et Fré. Knef, qui s'appelle encore Amoun, est représenté sous la figure d'un homme ; de sa bouche sort l'œuf qui a donné naissance à tous les êtres ; c'est le λόγος. Fta, le dieu du feu et de la vie, a pour auxiliaire le bouc Mendès, et Athor le principe femelle ; enfin Fré ou Osiris est le soleil, la lumière et le feu manifesté. Il y a encore deux démiurges : Neith (la Minerve des Grecs) ou la pensée lumière qui renferme le germe de toutes choses, et Bouto, ou la matière que l'on représente sous la forme d'un œuf. Viennent enfin les Cabires, dont six dieux mâles qui suivent le soleil, ce sont : Imuthès (le ciel des étoiles), Pi-Hermès (Mercure), Surot (Vénus), Artès (Mars), Pi-Zeous (Jupiter), Rempha (Saturne) ; et les six dieux femelles : la lune, l'éther, le feu, l'air, l'eau et Rhéa (la terre).

Imuthès était adoré sous la forme d'un serpent et représentait les vertus du feu sidéral ; plus tard, on l'a confondu avec l'un des dieux terrestres, celui qui était attribué au crépuscule et aux enfers, et de cette confusion est venu le nom d'Esculape donné à Imuthès, à cause de la tête de chien d'Anubis (3).

---

(1) L.-F. Maury, *Croyances de l'antiquité*.

(2) Agni (ignis) n'était donc pas seulement la flamme qui naissait, dans un rite sacré, du frottement du pramantha avec l'arani, c'était surtout « celui qui fait jaillir le feu d'un bois vert. Celui qui a créé les cieux et la terre..., lorsqu'il veut qu'une chose soit faite, il dit : Sois, et elle est.» Koran, c. XXXVI, v. 80, 81, 82.

(3) Esculape est composé des mots *aish*, homme, et *caleph*, chien.

Cette théogonie des Égyptiens, qui comprenait une science et un culte, fut le point de départ de deux civilisations, celle des Grecs et celle des Hébreux. Orphée et Moïse, également initiés par les Hiérophantes, furent les législateurs de ces deux peuples. « Quant à Moïse, dit F. d'Olivet, sa mission se borna à conserver les principes cosmogoniques de tous les genres » (1).

C'est ce qui explique l'importance que l'on a donnée à sa genèse, bien qu'il soit impossible de l'accorder avec la science moderne, si on ne lui cherche pas un sens plus ou moins hiéroglyphique, comme l'a fait l'auteur que nous venons de citer : je vais donc lui emprunter l'explication des mots qui impliquent l'idée du ferment.

On lit dans le troisième chapitre de la Genèse : « Et vous vous nourrirez de l'herbe des champs. » D'olivet traduit : « Tu te nourriras des fruits âcres et desséchés (des ferments) de la nature élémentaire » (2).

Ce passage ainsi compris est d'ailleurs en rapport avec les idées exprimées dans la loi au sujet de la purification des ferments qui est la base de l'hygiène, si minutieusement et si sévèrement prescrite par Moïse, c'est le même esprit qui préside à la fête des azymes, et chez les premiers chrétiens on trouve une antithèse entre le vieux ferment du monde et le nouveau (3).

------

(1) Voy. l'*Histoire du genre humain* de Fabre d'Olivet. t. I, p. 335.

(2) Voici son explication : *heshcb*, fruits âcres et desséchés... Nous savons que la racine primitive, *ash*, s'applique en général au principe élémentaire des choses et en particulier au feu ; nous savons aussi qu'il suffit de renforcer sa voyelle initiale, *aleph*, pour en augmenter progressivement la force. Or donc, si le mot qu fait le sujet de cette notese compose des racines contractées, *hash-ab*, comme il n'y a pas de doute, il ne signifiera pas simplement χορτος, de l'herbe sèche, du foin, suivant l'interprétation des hellénistes, affaiblie par saint Jérôme, mais bien une fructification âcre et corrosive ; car voilà le vrai sens du mot *heshcb*. L'arabe exprime la même idée. (*Cosmogonie* de Moïse. p. 115)

(3) Dans le XIᵉ siècle, où le schisme se confirma entre les églises d'Orient et celles d'Occident, les Grecs traitèrent les Latins d'azymites. et ceux-ci les appelèrent fermentaires. parce qu'ils se servaient de pain fermenté pour la consécration. Or les premiers chrétiens, suivant les idées judaïques. distinguaient le le-

Voici ce que dit Van Helmont au sujet de l'interdiction des ferments dans l'ancienne loi :

«Autrefois le ferment et tout ce qui est fermenté était prohibé (par la loi) ; la lettre cache ici un mystère qui fut interprété avec raison. Car, comme les ferments sont nécessaires à la transmutation de toutes choses, ils désignèrent l'inconstance, la corruption et l'impureté : c'est pourquoi l'injonction fut faite d'éviter le ferment » (1).

Nous venons de suivre d'un vol rapide le cours de l'idée mère qui a présidé aux premières observations faites sur la cause de la vie et de ses mutations, et nous avons vu que l'homme avait reconnu au même principe la puissance de transformer le chaos et d'éclairer son esprit. «Qu'existait-il au commencement? dit Zoroastre; la voix d'en haut lui répond : Il y avait la lumière et la parole incréée » (2).

Le dogme de l'Orient est également formulé par le *fiat lux* de Moïse, et par le λόγος de Saint-Jean : «En lui était la vie, et la vie était la lumière des hommes. »

Et, en effet, «la parole est la lumière de l'humanité, comme la lumière est la parole de la nature » (3).

Mais nous allons voir comment les Égyptiens et Moïse faisaient produire la vie à ce principe igné.

Si nous cherchons dans le Pentateuque, nous trouvons trois mots que le latin a également traduits par *fermentum*; le mot *hetcq*, qui signifie la fermentation du pain, et qui qualifie son intumescence : le mot *choumetoh*, qui dit fermentation, et dont la racine désigne

---

vain terrestre et le levain céleste; l'idée de ferment était attachée au pain eucharistique, et le mot *fermentum* est seul employé à le désigner chez plusieurs écrivains des premiers siècles, tels que l'auteur de la *Vie du pape Melchiade* (mort l'an 314) et le pape Innocent 1er (417).

(1) *Imago fermenti impregnat massam semine*, 1.

(2) *Zend Avesta*, t. I, p. 138.

(3) Edgard Quinet, *Génie des religions*, p. 234.

un mouvement impétueux avec chaleur; et enfin le mot *scar*, qui signifie ferment, et veut dire chair, ou tout ce qui en dérive.

En faisant abstraction des points-voyelles pour le mot *scar*, on peut considérer *shar* comme formé des deux racines *sha* et *ar*. Or voici ce que dit Fabre d'Olivet (1) : « *Ar* et *ash* sont des racines très-importantes pour l'intelligence du texte hébraïque. Les signes qui constituent la première sont ceux de la puissance et du mouvement propre ; ils fournissent ensemble le symbole de l'élément-principe quel qu'il soit, et de tout ce qui appartient à cet élément ou à la nature en général. Dans le style hiéroglyphique, *ar* était représenté par la ligne droite, et *ash* par la ligne circulaire. *Ar*, conçu comme principe élémentaire, indiquait le mouvement direct, rectiligne, et *ash*, le mouvement relatif, curviligne, giratoire. »

Plus loin il dit : « *Sha*, le signe du mouvement relatif, réuni à celui de la puissance, constitue une racine que le style hiéroglyphique caractérise par l'arc de cercle inscrit entre deux rayons. »

Sha n'exprime donc pas le complet développement de la vie dans son mouvement relatif ou circonférentiel, mais une fraction de ce mouvement.

Pour ceux qui douteraient de la valeur de ces hiéroglyphes, j'ajouterai que la figure d'Imuthès, le caducée de Mercure, le serpent d'airain de Moïse, et le nom de Raphaël (2), étaient chez les anciens les mêmes signes du double mouvement de la vie, et par extension les symboles de la santé.

Un même hiéroglyphe en est l'origine : c'est celui des Égygtiens qui représente le mouvement giratoire par le serpent qui mord sa queue, et le mouvement ascensionnel, par un serpent dressé, ou les deux ensemble par un serpent en spirale.

Nous venons de voir la vie envisagée sous deux points de vue: chez les uns, c'est la *cause* qui est déterminée, et on l'appelle *principe igné*; chez les autres, c'est *l'effet*, et alors il est figuré et

---

(1) Fabre d'Olivet. *Langue hébraïque restituée.*

(2) Raphaël, qui veut dire remède de Dieu, médecine, était représenté par serpent chez les gnostiques. (V. Matter. *Histoire antique du gnosticisme.*)

représenté par le *mouvement*, soit curviligne, soit rectiligne, ou une combinaison des deux.

Entre la cause et l'effet, il y a le *moyen*, et de tout temps ce moyen a été implicitement ou explicitement attribué à l'eau ou à l'état liquide (1).

En Grèce, ces trois opinions ont été représentées par les plus célèbres génies :

Thalès (639 avant J. C.), originaire de Phénicie, après avoir voyagé en Égypte, vint enseigner à Milet que l'eau est le principe matériel de toutes choses, et que l'esprit est le principe moteur.

Hippocrate (460 avant J. C.) dit : « Tous les animaux et l'homme lui-même sont composés de deux substances divergentes pour les propriétés, mais convergentes pour l'usage : le feu, dis-je, et l'eau » (2).

Mais pour Hippocrate, le feu (πῦρ) n'est déjà plus l'esprit divin dont parle Moïse, ni le πνεῦμα ou principe igné des Grecs, car il dit : « Le feu emprunte à l'eau l'humide...; l'eau emprunte au feu le sec... En cet état, ils sécrètent réciproquement hors de soi des formes nombreuses et variées de germes et d'animaux (3). Et c'est à l'action combinée de ces deux éléments qu'il rapporte la cause de toutes les mutations : « Naître et mourir, dit-il, est la même chose; se mêler et se séparer est la même chose; croître et décroître est la même chose; naître et se mêler est la même chose; périr et décroître, se séparer, est la même chose » (4).

Aristote (384 avant J. C.), enfin, suppose une première matière

---

(1) Moïse représente le souffle divin (le πνεῦμα des Grecs) en puissance à la surface *des eaux ;* or le souffle *roudh*, dans le langage de Moïse, figure un mouvement vers l'expansion; c'est la force opposée à celle des ténèbres. Cette idée rentre dans le système des deux forces opposées, que depuis Parménide, Pythagore et Aristote, jusqu'à Descartes et Newton, tant de philosophes ont vues dans la nature et appelées à leur manière.

(2) *OEuvres d'Hippocrate,* trad. de E. Littré, t. VI, p. 473.

(3) *Idem*, t. VI, p. 475.

(4) *Idem*, t. VI, p. 477.

privée de tout accident et de toute forme essentielle, et il lui prête
un principe motif ou appétitif. Ce principe est encore la chaleur qui
détermine le mouvement propre aux semences et la vie dans les animaux. « Comme les âmes diffèrent, dit-il, de même la nature de chaque
corps diffère : la semence contient la cause de la fécondité, sans
doute la chaleur qui n'est pas le feu, mais un esprit qui repose dans
la matière écumeuse de la semence ; et la nature qui est en cet
esprit correspond dans un certain rapport avec l'élément des astres. »
Il définit la nature « principium motus, ut quietis in corporibus,
« quibus per se et non per accidens inest. »

Aristote eût été plus clair s'il eût simplement dit qu'il admettait
comme principe du mouvement un certain fluide astral qui agit
selon les proportions où il se combine. Il s'est plu probablement à
être aussi obscur sur ce premier principe, que le sujet l'est lui-
même.

Il admet ensuite un deuxième principe : *la privation* ; puis un troisième qui est *la forme*. C'est à ce principe de privation qu'il attribue
la corruption, aussi dit-il : « Corruptio contrarium est generationi »(1).
Mais cela ne l'a pas empêché de dire dans un autre traité : « Corrup-
« tio unius alterius est generatio » (2).

Par corruption, il entendait simplement la dissolution qu'il distinguait de la putréfaction, car il attribuait cette dernière à la chaleur, et par conséquent lui reconnaissait pour principe le mouvement. Puisqu'il admettait deux principes antagonistes, l'un le
mouvement pour la vie et la génération, l'autre la privation pour
la dissolution, il ne pouvait pas dire que « la corruption de l'un est
la génération de l'autre, » sans sous-entendre que le premier de ces
phénomènes est la condition et non la cause de l'autre.

J'insiste sur ce point, parce que pendant trop longtemps on a attribué à la corruption la génération spontanée par cette seule raison
que c'était l'opinion d'Aristote (3).

---

(1) *Op. Arist.*, in-fol. (grec et latin), t. I, p. 205 ; Paris, 1631.

(2) *Idem, De Corruptione.*

(3) Il faut avouer qu'il est difficile de savoir au juste ce qu'Aristote entendait

Van Helmont attaque avec force les fausses bases de la physique d'Aristote ; il montre le non-sens de ces principes opposés, le mouvement et le repos ; et il s'exprime ainsi sur la corruption : « Il ne faut pas regarder la corruption comme une privation, puisqu'elle est produite par des causes positives... Car l'esprit archéal des choses ne se dissipe, n'est échangé ni altéré volontairement et de soi, qu'il ne soit inquiété par un ferment étranger ; et ces ferments étrangers devancent toutes les corruptions ; en effet, le principe de corruption commence par les altérations des ferments et s'avance progressivement et par degrés pour finir à son période. »

Il dit encore à propos de la génération que la corruption est consécutive à la mort, mais que, si celle-ci est privative comme étant l'extinction de la vie, on ne peut pas en dire autant de la corruption, et que la corruption de la vie n'entraîne pas nécessairement la génération après elle, en se suivant alternativement comme le font les ténèbres et la lumière. Car, d'une part, la mort peut subsister sans que la forme et la matière soient nécessairement détruites, pourvu que le cadavre soit préservé de la putréfaction ; de l'autre, la génération peut advenir sans aucune corruption, toutes les fois que la matière, arrivée à la maturité, effectue la forme qui lui est suggérée par la semence ignée (1).

Je laisse la philosophie péripatéticienne dont nous retrouverons les deux puissants rejetons, l'averrhoïsme et la scolastique, pour dire quelques mots des opinions des Latins.

Chez eux, on trouve seulement l'écho de la philosophie grecque et quelques vestiges des différents dogmes avec lesquels se fit le métissage de leur mythologie. Lucrèce, dans son poëme *De la Nature des choses*, nous donne le système défectueux d'Épicure ; il explique le mouvement des astres, la nutrition des êtres organisés, les percep-

---

par corruption. Était-ce pour lui simplement la dissolution, c'est-à-dire la liquéfaction ? Ce serait probable, puisqu'il l'a distinguée de la putréfaction ; mais il est encore plus probable qu'il a employé ce mot de *corruption* comme terme générique et vague.

(1) *Ortus medicinæ : Physica Aristotelis et Galeni ignara.*

tions des animaux par *le vide*, sans lequel tout mouvement serait impossible; et le vide est défini par lui, cet espace sans matière qui échappe au toucher; c'est donc l'air et l'éther tout ensemble.

Ce poëte, qu'on accuse à tort d'athéisme, commence par invoquer la déesse mère par qui tous les êtres sont conçus (1), et bien qu'on lui fasse nier la Providence, il nie que le néant ait pu produire, car, dit-il : «Si le néant les eût enfantés, tous les corps seraient à même de produire toutes les espèces et aucun n'aurait besoin de germe... Si les corps étaient privés de germes, se pourrait-il qu'ils eussent constamment une même source? Mais, au contraire, comme tous les êtres se forment de semences invariables, chacun d'eux ne vient au monde que là où se trouve sa substance propre, son principe générateur; et ainsi tout ne peut pas naître de tout, puisque chaque corps a la faculté secrète de créer» (2). Et il dit que rien ne revient au néant et que tout ce qui semble détruit ne l'est pas ; car la nature refait un corps avec les débris de l'autre, et la mort lui vient en aide pour donner la vie. Il combat Héraclite qui voyait dans le feu le principe principiant, Thalès qui voyait le même principe dans l'eau, et ceux qui, comme Empédocle, attribuaient l'origine des choses à l'action simultanée des quatre éléments ; pour lui, il croit que les éléments emploient pour former les êtres une substance mystérieuse et invisible qui donne à chaque être sa nature propre (3).

Il combat aussi l'Homœomérie d'Anaxagore qui croyait que tout est dans tout, voyant dans le chaos le mélange d'éléments variés, et aussi nombreux qu'il y a de substances de nature différente, et attribuant à une intelligence suprême la séparation de ces éléments hétérogènes et leur assemblage homogène. Lucrèce ne veut pas laisser à une intelligence suprême le seul soin de débrouiller le chaos de la nature, car il croit avoir surpris le grand arcane, en attribuant le mouvement des corps à une affinité, à une espèce d'amour ou d'attrait qui réside dans l'âme de chaque atome. Ces âmes sont

---

(1) Vénus était la force qui vivifie, et Mars la force qui tue.
(2) *De Rerum natura*, lib. 1, 160.
(3) *Idem*, lib. 1, 780.

soumises par la pesanteur et la cohésion à une nécessité intérieure qui les dompte et les réduit à une obéissance passive ; mais pour que ces âmes agissent librement, il suffit d'un léger écart des atomes ; et il distingue ce principe de libre mouvement de la pesanteur et du choc contre lesquels il le fait lutter (1).

Ces atomes, il les voit sous formes diverses : les uns, polis et ronds, flattent les sens ; les autres, crochus, déliés et lacérants, appartiennent aux corps âpres et rudes. Ces atomes de formes variées se réunissent dans les mêmes assemblages et les corps se forment de leur mélange et de leur groupement particulier. Il ne peuvent cependant former des assemblages de toute sorte, car tous les êtres étant formés de germes invariables et naissant à des sources distinctes, conservent leur espèce quand ils croissent... Les atomes ainsi constitués dans les corps vivants sont en lutte continuelle avec ceux qui ne peuvent ni se mêler à la substance, ni concourir à la vie, ni recevoir eux-mêmes la vie.

Quant aux germes qui nous sont insensibles, pour les êtres qui sentent comme pour le ver qui prend la vie lorsque l'eau des pluies occasionne la corruption du sol, c'est la nature qui les développe en formant des corps vivants avec une nourriture morte, c'est la terre qui est la mère et la nourrice de tout ce qui est, c'est le ciel qui est notre père, et sa semence a tout fécondé.

Malgré la fausseté de ce système des atomes, Lucrèce n'en était pas moins un observateur de la nature, d'autant plus intelligent qu'il appartenait à la doctrine du naturisme (2).

(1) *De Rerum natura*, lib. II, 280.

(2) Chez les anciens, on peut distinguer, avec M. Bouchut, trois doctrines principales : le mysticisme, le naturisme et l'empirisme. « Le naturisme admet chez l'homme un principe, la nature, qui régit la matière, s'oppose à l'invasion des maladies et lutte contre elles lorsqu'elles envahissent l'organisme. C'est la doctrine d'Hippocrate, également comme sous le nom de *dogmatisme*. Par la suite, elle a changé plusieurs fois de nom, et, après s'être appelée *pneumatisme*, avec Athénée de Cilicie: *archéisme*, avec Van Helmont: *animisme*, avec Stall, elle a reçu, en se modifiant encore, la dénomination de *vitalisme*, auquel s'attache le nom de Barthez. » (*Histoire de la médecine et des doctrines médicales* : cours de M. Bouchut.)

En reléguant les Dieux dans l'Olympe et en leur refusant également ce qu'il y a de bon et ce qu'il y a de mauvais dans l'administration de la nature, il entrait dans la voie de la véritable observation en cherchant une cause matérielle aux phénomènes matériels. Ses idées sur la formation des êtres sont aussi intéressantes, car il se prononce pour la *génération univoque*, mais il croit à l'*évolution spontanée* non-seulement pour les êtres inférieurs dont il dit que les *germes invisibles* peuvent pénétrer partout, mais pour les supérieurs et l'homme lui-même qu'il fait sortir du sein de la terre; et il attribue à cette *Alma Mater* non-seulement le soin de l'incubation, mais aussi celui de l'allaitement de ses nourrissons par des ruisseaux de lait, qui ne cessèrent de couler sur le sol que lorsqu'ils purent ruisseler des mamelles.

Virgile, au contraire, crédite la *génération spontanée* ou *équivoque*. On se rappelle le sacrifice que Cyrène commande à Aristée dont les nymphes irritées avaient fait périr les abeilles. Aristée donc immola quatre taureaux et autant de génisses sous les ombrages des forêts, et quand la neuvième aurore apparut : « Hic vero subitum ac dictu « mirabile monstrum adspiciunt, liquefacta boum per viscera toto « stridere apes utero, et ruptis effervere costis » (1).

Virgile ne considère pas ce fait comme un miracle exceptionnel, car il croit que le sang corrompu et fermenté des taureaux a fait naître maintes fois des essaims, et il décrit le procédé à suivre (2).

Il fait dire à Silène qu'au commencement les semences se sont pressées dans le grand vide, et que ces semences étaient celles de la terre, de la mer, de l'air et du feu élémentaire; alors le monde encore tendre se forma de ces germes, et la matière revêtit peu à peu des formes diverses (3). Mais il distingue du feu élémentaire le feu principiant, quand il fait parler Anchise, d'autant plus fort en métaphysique qu'il n'était plus de ce monde : « L'univers, dit-il, fut vivifié dès

---

(1) *Georgicon*, lib. iv, 554.
(2) Lib. iv, 295.
(2) *Egloga*, lib. vi, 31.

le principe par un esprit qui, se mêlant à sa masse, lui communiqua le mouvement, et c'est de cet esprit que sortirent tous les êtres vivants, car c'est ce principe igné qui fut la céleste origine des semences » (1).

CHAPITRE II.

Opinion des alchimistes sur les ferments.

Pendant treize siècles, la science alla se réfugier chez les Arabes : c'est après ce grand laps de temps que la philosophie péripatéticienne revint lumineuse de l'Afrique où elle était lasse d'être commentée, pour éprouver de nouvelles péripéties en Occident.

On connait l'histoire de l'Aristotélisme qui prit le turban sous le nom d'Averrhoïsme et fut baptisé sous celui de Scolastique, mais on connait moins bien ce qui se rapporte au Gnosticisme.

Cette dernière doctrine ou plutôt cet ensemble de croyances, était le résultat de l'ancienne science hiéroglyphique que la tradition, plus ou moins fidèle, avait transmise aux générations successives par voie d'initiation. La gnose des anciens s'était aussi réfugiée chez les Arabes qui avaient l'intelligence des dialectes orientaux, et elle prit le nom d'Alchimie. L'Averrhoïsme, la Scolastique et l'Alchimie (2), telles sont les trois doctrines du moyen âge. La dernière seule nous intéresse, car elle traite principalement de la genèse et de la fermentation (3).

---

(1) *Æneidos*, lib. vi, 723.

(2) *Alchimie* veut dire, en arabe, œuvre divine. C'est à tort qu'on lui a donné une autre étymologie.

(3) Ces trois doctrines ont une composition différente : l'averrhoïsme est le naturisme d'Aristote, avec une tendance accusée au scepticisme; la scolastique est la logique d'Aristote au service de la théologie, et l'alchimie est un mélange des théogonies et du naturisme, qui a enfanté le mysticisme pour les crédules e la théurgie pour les initiés.

Le style des alchimistes qui ont écrit sur le grand œuvre est tellement figuré qu'ils semblent se moquer du lecteur bénévole, et mériter doublement les titres de fous et d'imposteurs; mais j'espère exposer clairement et brièvement leur système, grâce à un manuscrit que j'ai pu consulter. On comprendra alors comment ce système si tourmenté par ceux qui ne le comprenaient pas ou l'interprétaient mal, a pu cependant passionner autrefois des hommes d'élite.

Les alchimistes font tout dériver d'un premier principe : *la lumière*. La clarté et la chaleur ne sont que des accidents de ce principe. C'est lui qui forme l'air et l'eau. Comme l'eau est le mixte par excellence qui peut unir le volatile au fixe, ils le considèrent avec Thalès comme le principe élémentaire de toutes les substances que nous appelons inorganiques et organiques. L'œuvre qu'ils se proposent est la même que celle de la création qui a commencé par le souffle de Dieu sur les eaux, et le *fiat lux*. Mais ils n'ont pas la prétention de faire quelque chose avec rien, ils se proposent seulement de retrouver la matière première ou élémentaire qui n'est pas pour eux la terre, mais le *soufre* (1). Une fois ce soufre obtenu, ils veulent le marier avec le volatile ou le *mercure* par une suite de sublimations ayant pour but de faire une matière aussi spirituelle, c'est-à-dire aussi active que possible ; c'est cette matière qu'ils appellent la *pierre des sages.*

Or voici comment ils prétendent procéder : ils font leur patient avec une substance qu'ils ne désignent pas (2) et ils le traitent avec un agent qu'ils appellent feu, mais qui en réalité est une eau au moyen de laquelle ils croient avoir condensé la lumière astrale. Cet agent, d'après eux, a un *pouvoir fermentatif*, et par des efforts soutenus qu'ils appellent travaux d'Hercule, ils espèrent déterminer la *fermentation* du patient et sa séparation en soufre et en mercure. Telle est la première opération ; elle se termine par une *putréfaction* qu'ils

____

(1) *Adamus supra mundum.* Mns.

(2) Quand ils en parlent, c'est de cette manière : «Choisissez une matière qui ait le brillant métallique et qui ne soit ni un métal ni un minéral.» *Lumière sortant des ténèbres.*

appellent, à cause de sa couleur, le noir ou les ailes de corbeau. Mais ils ne croient pas du premier coup obtenir leur soufre et leur mercure; le premier est encore uni à une grande proportion de scories et le second est dissimulé dans le sel qui s'est formé ; ce n'est que par une suite de dissolutions, de fermentations, et de sublimations qu'ils espèrent parachever leur œuvre.

Ces opérations, supposées réussies, ils ont obtenu le mercure blanc ou *aqua vitæ* (1), et le soufre qu'ils appellent *sang de la terre* ou *sang de dragon*; alors se présente un nouveau travail qui consiste à conjoindre le soufre au mercure, ou l'homme rouge à la femme blanche, et c'est de cette union que provient la médecine universelle des philosophes hermétiques.

Quand, avec cette panacée, ils voulaient agir sur les métaux, ils faisaient une préparation avec une partie de pierre et une partie du métal noble, à la nature duquel ils voulaient transmuter les métaux imparfaits, et ils regardaient cette préparation comme nécessaire pour donner à leur pierre la vertu fermentative qui devait en faire une poudre de projection, soit pour transmuter en or, soit pour transmuter en argent (2).

Les alchimistes ont donc distingué deux ferments (3) : l'un qui est universel, qui vivifie et détruit tout, l'autre qui est spécial à chaque corps, et peut être considéré comme son ferment séminal.

Ces idées, qui nous paraissent aujourd'hui si singulières, surtout en chimie inorganique, nous allons les retrouver développées et mieux adaptées dans l'application qui en a été faite par Van Helmont aux phénomènes de la vie.

---

(1) *Aqua vitæ,* alcaohl ou alcool, alkaest, signifient la même chose, c'est-à-dire une matière subtile, active et pure, qui n'est autre que le mercure des alchimistes.

(2) *Le vrai et vieux Chemin de la nature* de Hermès Trismégiste; Leipsig. 1782.

(3) *Le Désir désiré de Nicolas Flamel* (cinquième parole).

CHAPITRE III.

Doctrine de Van Helmont.

Van Helmont, bien qu'il n'eût pas été initié, était parfaitement au courant de la doctrine des alchimistes, comme il le prouve dans son traité *de Lithiasi* et dans les autres. Il aurait même opéré la transmutation de 8 onces de mercure métallique, en 1618, dans son laboratoire de Vilvorde, avec 1 quart de grain de poudre de projection qui lui aurait été remise par une main inconnue.

Il a du reste parlé longuement de l'alkaest de Paracelse, dont il a vanté les propriétés dissolvantes et médicales. Ses idées diffèrent cependant de celles des alchimistes sur beaucoup de points, et semblent plus fécondes par le développement qu'il a su leur donner.

Il se rapproche du naturisme de Lucrèce, en repoussant l'idée de l'intervention divine dans les choses naturelles. Avec Thalès, il accepte comme origine des choses, l'eau et un esprit moteur; mais il ajoute à l'eau deux éléments, l'air et la terre. Il croit donc qu'il y a trois éléments, mais trois seulement, car il regarde le feu et la lumière comme n'étant pas des substances (1).

L'esprit moteur, il l'appelle *archeus faber* ou *esprit séminal*. Il n'y a point de corps qui n'ait son archée spécial : il est lumière dans les animaux, suc dans les végétaux, et enfermé sous une forme plus solide dans les minéraux (2). Cet esprit est la cause interne et efficiente de la génération, mais il a besoin d'être réveillé de différentes manières pour manifester sa puissance.

Outre l'action efficiente de l'archée dans l'être engendré, il distingue d'abord la cause occasionnelle qu'il attribue à la matrice qui lui est propre, ensuite la cause excitante ou accidentelle qui réside

---

(1) *Ortus medicinæ ; elementa.*
(2) *Idem. Archeus faber.*

dans le principe mâle qui agit comme ferment; mais l'action de l'archée reste efficiente jusqu'au dernier période de la vie du produit.

Il reconnaît donc trois choses essentielles à la génération et à la vie : l'archée spécial, la matrice ou le milieu convenable qui fournit à l'appétit de l'archée la matière qu'il appète, et un ferment prolifique qui vient réveiller l'appétit de l'archée.

Ne connaissant pas l'analogie qui existe entre la génération des végétaux et celle des animaux, Van Helmont commet une erreur qui a sa place ici, car elle explique la manière dont il comprend la génération spontanée (1).

Il établit qu'il y a deux principes des générations naturelles, comme il y a deux sexes. Ces deux principes sont l'eau et le ferment.

Le ferment est un être formel et neutre créé dès le commencement du monde en forme de lumière, et dispersé dans les trois règnes de la nature pour y préparer les semences, les exciter et les réveiller.

« Quand Dieu, dit-il, eut donné à la terre la vertu de produire et de germer d'elle-même, il lui donna aussi autant de sortes de ferments que d'espèces de fruits qu'elle devait produire, de sorte qu'elle pouvait fructifier et former des fruits de l'eau, sans semence de plantes précédentes. Les ferments ne peuvent mettre au jour que les semences qui conviennent à leur nature, parce que chaque espèce a son ferment propre. Et cette disposition ne concerne pas seulement les végétaux, mais aussi les minéraux et les insectes.

« Quant aux animaux, leur génération se fait autrement, parce qu'il ne s'agit pas seulement d'espèces, mais d'individualités, et il faut un père et une mère à l'engendré. La vertu séminale du père réside dans un ferment qui est le reflet ou la lueur de l'archée, mais ce ferment est caduque, et n'a d'autre but que de réveiller un nouvel archée qui aura aussi son propre ferment. »

---

(1) *Causæ et initia naturalium.*

Il admettait donc la génération univoque pour le règne animal, et la génération équivoque pour les deux autres règnes dans lesquels il faisait rentrer les animaux inférieurs, comme les insectes (1).

Ainsi, pour Van Helmont, ces deux modes de génération provenaient également de l'action des ferments, mais il reconnaissait deux genres de ferments : le premier, dit originaire, parce qu'il précède la semence et l'engendre par sa propre vertu ; dans ce genre, le ferment est propre à une espèce, et il réside dans la terre et même dans l'air.

Le second genre comprend tous les ferments propres aux êtres constitués qui ont la propriété de se reproduire. Ces ferments appartiennent aux individus, et sont périssables comme eux, tandis que les ferments originaires enfermés dans le sein des éléments sont impérissables (2).

L'obscurité de l'auteur sur ce sujet prouve du reste la peine qu'il s'est donnée pour établir cette distinction.

Nous verrons plus loin si ce système peut expliquer la génération spontanée, et s'il peut servir à faire comprendre la fécondation.

Je ne suis pas Van Helmont dans la théorie obscure qu'il imagine pour expliquer que les ferments agissent par leurs odeurs, bonnes ou mauvaises, et que cette odeur est comme l'habitacle de l'image que le ferment doit développer dans la semence. Je me bornerai à faire remarquer qu'il avait saisi la nature du phénomène de la fermentation avec une lucidité remarquable. En parlant de la fermentation de la bière, il fait voir que le moût de bière distillé laisse au fond de la cucurbite une matière sirupeuse abondante, qui se

---

(1) *Causæ et initia naturalium.*

(2) Van Helmont croyait que les herbes des eaux croupies, les sangsues, les grenouilles, les limaçons, les crustacées, sont produits par l'odeur de moisi qui s'exhale du fond des marais ; il croyait aussi que le corps humain engendre des poux, que la basilique fermentée engendre des scorpions, et qu'une chemise sale, nfermée avec du blé, fait surgir des souris adultes. (*Imago fermenti.*)

transforme en charbon par le feu. Le moût est-il fermenté au premier degré, les fèces sont très-peu abondantes. Enfin ce moût, longtemps abandonné à la fermentation, ne donne plus de résidu, et ainsi il établit que la substance du grain est retournée par la vertu du ferment en eau et en *gas* ou gaz.

Il prend un autre exemple : il établit que, chez l'adulte. il se se forme par jour 7 à 10 onces de sang qui ne sont pas absorbés au profit des parties dont l'état est devenu stationnaire, que, par conséquent, cette quantité de sang s'exhale entièrement par transpiration insensible, sans laisser aucun résidu, et c'est par le moyen des ferments des diverses digestions que le sang acquiert cette subtilité. « Car, dit-il, le sang distillé laisse une grande quantité de charbon salé, parce que le feu n'a pas de ferment transmutateur et ne fait que séparer, tandis que le sang acquiert sa volatilité au cœur, et dans les autres officines ou parties de l'individu qui ont leurs ferments. »

Avant d'aborder son traité de la digestion, il me semble opportun de donner une idée du rôle qu'il fait jouer aux ferments dans la germination et dans le développement des formes, c'est-à-dire dans l'organisation.

Il y a des graines, dit-il (1), qui contiennent de l'huile comme les amandes, les noix, les pistaches et plusieurs autres, ou qui sont farineuses comme les glands, les châtaignes et les graines des légumineuses, ou bien encore elles contiennent un mucilage abondant.

Dans toutes ces semences, l'archée ou principe séminal est comme assoupi ou endormi par la coagulation. Mais, lorsque la semence est dans la terre, elle ne peut s'empêcher de s'imbiber de son humeur qui l'enfle (humeur qui contient des ferments originaires). Alors l'archée est peu à peu affecté par le ferment fracide qui altère la propre saveur de la semence et la dispose à sa transmutation. C'est par le moyen de ce ferment fracide que l'humidité spermatique se réveille.

____

(1) *Ortus formarum.*

La matière de la semence, s'étant subtilisée et échauffée, aspire à la perfection que peut lui donner l'archée, et c'est l'esprit séminal qui lui révèle la forme qu'elle doit prendre.

Finalement la matière archéale est illuminée par une lumière subtile qui lui donne la vie. Quant aux formes, elles sont différentes entre elles, non-seulement en degrés de lumière, mais aussi en espèces. Aussi y a-t-il autant d'espèces de lumières dans la nature, qu'il y a d'êtres différents...

C'est donc avec raison qu'il faut se représenter l'esprit des semences comme ayant une lueur qui est le reflet de la lumière formelle, et qui conduit chaque être à la fin qui lui est propre, selon son espèce. Cependant cette lueur est éloignée de la lumière formelle parce que la lueur procède du sein de la nature, tandis que la lumière formelle procède du Père des lumières. Cette différence consiste donc en ce que la lueur des semences est un effet de l'esprit séminal, tandis que la lumière formelle en est la cause.

Il distingue ensuite quatre formes : 1° la forme inorganique ou minérale ; 2° la forme végétative ou vie nutritive ; 3° la forme animale, qui ajoute à la précédente la motilité et la sensibilité ; 4° la forme immortelle, qui est celle de la substance formelle elle-même, ou l'idéal, si l'on veut se servir de l'expression consacrée dans le langage actuel (1).

Dans ces quatre formes, les trois premières son caduques, parce qu'elles ne sont que des reflets de la lumière formelle, et ce reflet cesse avec la condition qui l'avait favorisé. Il est difficile de suivre plus loin notre auteur dans le développement de ce thème sans se perdre dans les ombres de la question, ou sans être aveuglé par la lumière qu'il s'efforce de faire jaillir.

Passons maintenant au traité de la digestion (2). A cette époque on admettait trois digestions : la première se faisant dans l'estomac, la deuxième, dans le foie et la troisième dans les parties similaires.

---

(1) Il est curieux de retrouver dans Van Helmont la distinction établie par Bichat entre la vie organique et la vie animale.

(2) *Triplex scholarum digestio, et sextuplex digestio alimenti humani.*

La digestion stomacale consistait dans une altération des aliments par la chaleur qui les séparait en chyle et en excréments destinés à être expulsés; le chyle, absorbé par les veines mésentériques, était porté au foie qui en prenait la crème, tandis que la sérosité devait être rejetée par les reins.

Van Helmont combat ce système avec des arguments solides, et il expose sa théorie avec un talent qui révèle son génie observateur. Je vais me contenter d'indiquer le rôle qu'il fait jouer aux ferments dans la digestion, sans essayer de faire ressortir le mérite de l'auteur, qu'on ne peut juger que d'après ses œuvres.

Il admet six digestions :

La première est celle de l'estomac. Il prouve que ce n'est pas la chaleur qui en est la cause, car la coction ne dissout pas la fibre musculaire, et les animaux à sang froid digèrent au moins aussi bien que ceux qui ont le sang chaud. Il attribue la chymification à la vertu d'un premier ferment qui est manifestement acide. Cette acidité qui favorise la dissolution n'est pourtant pas le propre du ferment, mais le moyen dont se sert le ferment pour dissoudre la fibre musculaire 1). Ce ferment spécifique provient, selon lui, de la rate.

Le chyme acide formé n'est pas absorbé par l'estomac, car il est l'ennemi des veines et des autres parties, mais il est élaboré par une deuxième digestion.

La deuxième digestion se fait dans le duodénum où aboutissent plusieurs glandes, et où la bile, qui est le second ferment, vient changer l'acidité volatile de la bouillie stomacale en une volatilité salée.

Il prouve alors que la bile n'est pas un excrément, mais un ferment. C'est donc, dit-il, le ferment acide de l'estomac qui dissout les viandes en suc, et le ferment du fiel qui sépare ce suc des excréments, en le salant pour qu'il soit transmué en sang; et il attribue une vertu conservatrice et antiputride à ce second ferment. Mais

---

1) *Ca'or non efficienter digerit, sed tantum excitative.*

pour que ce suc devienne apte à se sanguifier dans la vie, il est débarrassé de sa sérosité par les veines mésaraïques qui le portent aux reins où, sous l'influence du ferment de ces organes, elle devient excrémentitielle.

Quant à ce qui reste dans l'iléon, c'est également un produit excrémentitiel que dulcifie le ferment stercoral du cœcum.

La quatrième digestion s'accomplit dans le cœur où le sang grossier de la veine cave est élaboré, alors il devient rutilant et volatile.

La cinquième digestion transmue le sang artériel en esprit vital.

La sixième s'effectue en chaque partie sous la direction de leurs ferments propres. Ainsi, Van Helmont avait entrevu la chymification et la chylification, mais il n'avait pas deviné la saccharification des matières féculentes dans la digestion intestinale. Il avait également entrevu la revivification du sang dans le cœur, sans en voir la cause dans la petite circulation, et enfin dans sa sixième digestion, il avait compris les phénomènes de colorification, de genèse et de nutrition.

D'après ce système où les ferments président à tous les actes de la vie, il est facile de prévoir la pathologie de Van Helmont ; tantôt ce sont les ferments physiologiques qui produisent des altérations par excès ou par défaut, tantôt ce sont des ferments étrangers qui envahissent l'économie, ou troublent ses fonctions en irritant l'archée.

CHAPITRE IV.

Opinions des auteurs du 18ᵉ siècle sur les ferments.

Il faut l'avouer, ce grand système de Van Helmont était une vue de l'esprit qui permettait d'expliquer logiquement une foule de faits inexplicables à cette époque ; mais l'édifice n'était pas fondé et ne pouvait l'être, car ce n'est que depuis l'ère moderne que es sciences complexes comme la physiologie et la pathologie ont pu trouver une base solide dans les sciences physiques qui sont plus simples, et par cela même plus rigoureuses.

Aussi allons-nous voir l'hypothèse des ferments retomber dans l'oubli jusqu'à nos jours, après l'avoir vue si brillamment soutenue au commencement du XVIIe siècle.

L'engouement pour la fermentation que l'on voyait partout, dura cependant quelque temps, en médecine comme en physique, et il ne contribua pas peu à discréditer l'idée. C'est ainsi que Beecher (1) et beaucoup de minéralogistes, voyaient une fermentation minérale dans une foule de phénomènes lithologiques.

Descartes expliqua la formation des fœtus par le mélange de deux semences produisant une fermentation.

Wallerius rapporta aussi la génération des plantes à une fermentation.

Pascal croyait que la semence du mâle était acide, et celle de la femelle alcaline, et qu'elles se combinaient comme un sel chimique (2).

Cependant la chimie grandit peu à peu, et l'on commença à acquérir des notions plus positives sur la fermentation : Stahl, en reprochant l'abus que l'on faisait du terme, la distingua avec raison des opérations chimiques que l'on appelle *extraction*, *dissolution* et *digestion* (3).

On la distingua aussi de l'effervescence qui peut se produire quand on met en présence un carbonate et un acide.

Et déjà Willis avait précisé la nature du ferment. «C'est, dit-il, un corps qui se trouve dans un état de mouvement intérieur et qui influe sur les corps fermentescibles par l'intermédiaire de ce mouvement » (4).

Boerhaave reconnut trois sortes de fermentations : 1° la fermen-

---

(1) *Physica subterranea.*
(2) Pascal, *des Ferments*, p. 245.
(3) *Éléments de chimie*, t. VI, ch. 1.
(4) *Diatribe de fermentatione.*

tation vineuse ou alcoolique, 2° la fermentation acide, 3° la fermentation putride, et il dit aussi que toute substance, soit végétale, soit animale, selon sa composition et selon les conditions où elle est placée, peut épouver l'une de ces fermentations et même les trois. Mais il croyait qu'un ferment était un corps transformant les autres corps en sa propre nature comme l'avait dit Van Helmont : *quale fermentum, tale et fermentatum.*

Ce passage de Boerhaave le prouve : « Les végétaux qui ont été préparés par une fermentation convenable donnent une grande quantité d'esprits vineux, qui sont presque inaltérables et qui s'exhalent d'eux-mêmes. Or tous les esprits de cette espèce qui ont jamais été produits en quelque endroit de la terre et avec quelque plante que ce soit ont dû enfin s'exhaler dans l'air ; ainsi on peut regarder l'air comme une nuée d'esprits vineux... Ces esprits s'exhalent toujours dans l'air et ils y restent jusqu'à ce que le temps dans lequel ils doivent retomber sur la terre soit venu. Il n'est donc pas étonnant que la fermentation ne puisse jamais produire de vin, si l'on n'accorde pas un libre accès à l'air extérieur. Serait-il impossible que l'air rendit ces esprits aux lieux et aux corps d'où il les a tirés et que ce fût la raison pour laquelle il faut toujours l'employer dès qu'il s'agit de reproduire ces mêmes esprits » (1)?

On arriva cependant à distinguer le ferment et son produit. On reconnut que la levûre qui développe la fermentation du moût est bien différente, comme composition, de l'alcool qui est le produit de la fermentation, et alors on chercha à se rendre compte de la nature du phénomène : Beccher et Stahl voyaient dans la fermentation une sorte de combustion et une recomposition particulière ; le Dr Shaw y voyait même un mouvement ascendant de transformation : « Nous commencerons, dit-il, par examiner le mouvement de fermentation qui s'excite dans les matières végétales, nous le suivrons dans tous ses degrés, et la putréfaction sera le terme de nos

---

(1) *Éléments de chimie*, p. 494.

recherches, comme elle l'est de la fermentation. C'est la putréfaction qui réduit tout les végétaux à une nature animale » (1).

Depuis les travaux de Lavoisier on a été disposé, au contraire, à ne voir dans la fermentation qu'un phénomène d'oxydation avec décomposition, ce qui est vrai pour le produit, mais non pour le ferment, et ce n'est pas sans raison que le Dr Shaw voyait un mouvement composant dans la putréfaction, car on peut dire qu'elle présente un mouvement de composition égal à celui de décomposition.

Il y a donc deux questions différentes, celle de la fermentation qui n'a été élucidée que par la chimie moderne dont Lavoisier a posé la première pierre, et la question des ferments qui appartient à la physiologie, depuis que le microscope est venu nous montrer qu'ils sont organisés et sont des microphytes ou des microzoaires, c'est-à-dire des infusoires.

J'indiquerai seulement le commencement de cette discussion qui dure encore entre les partisans de l'hétérogénie et ceux de la panspermie.

Comme on le sait, les panspermistes croient que tout ce qui existe a été créé, que tous les organismes créés se reproduisent par des germes générés, soit par oviparité, soit par des fractionnements de l'individu : comme dans la gemmiparité et la fissiparité. Ces germes d'origines diverses ne sont donc pas toujours des œufs et des spores, et leur extrême ténuité leur permet d'être enlevés par les courants d'air et disséminés partout.

Les hétérogénistes veulent au contraire que la puissance créatrice ait continué à se manifester par des créations successives, et que, bien qu'épuisée, elle soit encore susceptible aujourd'hui de produire sinon des êtres supérieurs, au moins des êtres inférieurs comme les microphytes et les microzoaires.

Les premiers expliquent tout par des germes invisibles, les seconds prétendent que les germes sont imaginaires.

---

(1) *Leçons chimiques du Dr Shaw*, 1759.

Il y a donc une question d'embryogénie qui marche de pair avec celle des infusoires, et conséquemment, l'histoire des ferments embrasse ces deux questions.

Nous avons vu que Lucrèce admettait la préexistence des germes, tandis que d'anciens philosophes grecs, tels que Leucippe et Empédocle qui admettaient les atomes comme Épicurene les voyaient soumis qu'au hasard ou bien à une force naturelle qui en disposait pour former des corps ; telles sont les souches de deux doctrines, celle de l'évolution et celle de l'épigénèse.

Dans l'épigénèse, le produit de la génération serait formé de toutes pièces par la réunion des molécules, en vertu de l'acte qui lui a donné naissance, de sorte qu'il n'existait pas du tout auparavant, tandis que quand il a été produit, il a reçu toutes ses parties avec leur coordination et leurs propriétés.

Needham avec sa force végétatrice et Buffon avec ses molécules organiques étaient pour l'épigénèse tandis que Bonnet soutenait la préexistence des germes et leur emboîtement réciproque.

Entre ces deux extrêmes, on peut placer le système célèbre de Lamarck, qui admettait l'évolution sans la préexistence des germes, et l'épigénèse sans une coordination instantanée dans le produit généré. Il voyait dans la nature une force excitatrice d'origine solaire, capable de mettre en mouvement les matières gélatineuses et albumineuses, pour les transformer en tissu cellulaire, et ce tissu cellulaire devenir la matrice générale de toute organisation. Cette force excitatrice suffirait donc à elle seule pour produire des organismes aussi simples que ceux des êtres microscopiques.

Nous verrons dans la suite cette thèse reprise d'une façon différente par M. Pouchet, et le parti qu'il en a tiré.

L'hypothèse de l'évolution des germes et de leur emboîtement réciproque, telle qu'elle a été développée par Senebier et Bonnet, était déjà fort difficile à soutenir de leur temps, où l'on pouvait objecter le métissage et l'hybridité, mais aujourd'hui elle n'est plus soutenable grâce au progrès de l'embryogénie.

Malgré son opinion erronée, Bonnet n'en a pas moins fait progresser la question de la génération, et on ne peut s'empêcher d'admirer le talent et la sagacité avec lesquels il a soutenu ce système de l'ovisme auquel se rattachent les noms de Swammerdam, de Malpighi, de Vallisnieri, et de Haller.

Jusqu'au commencement du XVII° siècle, l'hypothèse de la génération spontanée était partout admise, lorsque Redi, le célèbre membre de l'Académie *del Cimento*, vint prouver que ces prétendues générations spontanées des vers de la viande ne se font que par une véritable ponte; que ces vers ou ces larves viennent d'œufs dont on peut observer les auteurs en couvrant la viande qui se gâte d'une gaze sur laquelle les insectes ailés viennent déposer des germes.

Redi, en faisant connaître les métamorphoses des insectes, et la nature des larves qui viennent *ab ovo* dans la viande, ruina complétement le crédit que l'on donnait à la génération spontanée, et l'on revint à l'*omne vivum ex ovo*.

Cette conversion dura peu, car bientôt le microscope ouvrit un nouveau champ aux observations et aux hypothèses.

Leuwenhoek, Power, Joblot, Ledermuller, Hill, Müller, Needham, Buffon, Bonnet, Spallanzani, Rœsel, le baron de Gleichen, et bien d'autres, étudièrent ces êtres microscopiques que de forts grossissements peuvent rendre sensibles; on les observa dans le sperme des mâles, et dans toutes les matières fermentées; c'est alors que les discussions et les observations se multiplièrent, et que reparurent les deux hypothèses de la panspermie et de l'hétérogénie. C'est aussi à ces nombreux travaux que nous devons la lumière qui s'est faite peu à peu pour l'embryogénie, et bien que la question des ferments soit restée sur le second plan, nous verrons dans la deuxième partie qu'elle a également progressé par le fait de ces magnifiques recherches du XVIII° siècle.

DEUXIÈME PARTIE.

CHAPITRE IER

Opinions des chimistes sur la fermentation

La composition de l'air et celle de l'eau étant découvertes par Lavoisier (1775 et 1784), la question des ferments fut envisagée sous un nouveau jour.

Fabroni, dans un mémoire sur les fermentations (1) (1787), assimila l'action des ferments à une réaction chimique, et supposa que, dans la fermentation alcoolique, le carbone du ferment est brûlé par l'oxygène du sucre, et se dégage alors en acide carbonique, tandis que le sucre, désoxydé en partie, forme, avec l'hydrogène et l'azote du ferment, un nouveau composé enivrant comme l'opium, qui n'est pas l'alcool, mais qui en fournit à la distillation.

Lavoisier arriva à cette conclusion plus juste : « Les effets de la fermentation vineuse se réduisent à séparer en deux portions le sucre qui est un oxyde, à oxygéner l'une aux dépens de l'autre pour en former de l'acide carbonique, à désoxygéner l'autre en faveur de la première, pour en former une substance combustible qui est l'alcool, en sorte que s'il était possible de recombiner ces deux substances, l'alcool et l'acide carbonique, on reformerait du sucre » (2).

Cependant le célèbre chimiste qui employa la balance pour arriver à ce résultat entrevit que le dédoublement du sucre en alcool et en acide carbonique n'est pas rigoureusement complet.

---

(1) Fabroni, *Ann. de chimie*, t. XXXI, p. 299.
(2) Lavoisier, *Traité élémentaire de chimie*, p. 150 (1789).

« En comparant, dit-il, les quantités de carbone, d'hydrogène, et d'oxygène du sucre, on verra qu'elles sont suffisantes pour former tout l'esprit de vin, tout l'acide carbonique, et tout l'*acide acéteux* qui a été produit par l'effet de la fermentation » (1).

Or cet acide particulier qu'il appelle *acéteux* sert à établir l'équation, mais prouve par défaut qu'elle n'est pas juste.

En 1809, Gay-Lussac, Thénard, et Théodore de Saussure, fixèrent la composition du sucre (2).

En 1815 Gay-Lussac arriva à la déduction suivante : « Si l'on suppose que les produits fournis par le ferment puissent être négligés relativement à l'alcool et à l'acide carbonique qui sont les résultats sensibles de la fermentation, on trouvera qu'étant données 100 parties de sucre, il s'en convertit pendant la fermentation, 51,34 en alcool et 48,66 en acide carbonique, ou en nombres ronds, que le sucre se change par la fermentation en parties égales d'alcool et d'acide carbonique. » Mais cette déduction était purement théorique, et ne reposait nullement sur les chiffres fournis par l'analyse des quantités d'alcool et d'acids carbonique donnés par la fermentation du sucre ; car 120 parties de sucre produisaient pour Lavoisier

---

(1) *Loc. cit.*, p. 149.

(2) D'après Gay-Lussac et Thénard, voici quelle est la composition du sucre cristallisé :

C 24............	900,0	42,15
H 22............	137,5	6,43
O 11............	1100,0	51,42
	2137,5	100,00

Dans cette formule, ils donnaient aux poids atomiques du carbone et de l'hydrogène une valeur moitié trop faible ; mais cette erreur disparaissait, puisqu'elle portait également sur les autres termes des équations.

Arago et Biot assignèrent ensuite au carbone l'équivalent 75,25, et Berzélius le représente après eux par 76,433. Ce nombre fut admis jusqu'en 1840, époque à laquelle MM. Dumas et Stas démontrèrent que le véritable équivalent du carbone est 75. Le premier nombre 37,50, qui a servi à établir la formule de l'alcool, était donc bon, à la condition de représenter, comme on le faisait, l'acide carbonique par CO.

34,3 d'acide carbonique ; pour Hermbstœdt, 32 ; pour Thénard, 31,6 ; pour Dœbereiner, 48,8. Cependant l'idée théorique de Gay-Lussac a prévalu nécessairement, tant que l'on a négligé les produits fournis par le ferment, et qu'on a vu dans l'alcool et l'acide carbonique les seuls résultats sensibles de la fermentation. C'est aux travaux récents de M. Pasteur, qu'il appartient d'avoir complétement fixé la fonction du ferment dans la formation de l'alcool et de l'acide carbonique, qui ne peuvent plus être considérés comme le résultat d'un simple dédoublement du sucre, ainsi que le représente cette équation :

$$C^{12}H^{12}O^{12} = 2C^4H^6O^2 + 2C^2O^4$$

sucre de raisin.   alcool. ac. carbonique.

Mais, avant d'aborder la question physiologique que soulève la nature du ferment, je vais exposer la question chimique des fermentations telle qu'elle a été conçue par le plus grand nombre des chimistes.

Fabroni (1) avait identifié le ferment avec la matière végéto-animale, le gluten découvert par Beccaria.

Plus tard Dœbereiner émit l'idée que l'azote du ferment se retrouve après la fermentation dans la liqueur, à l'état de sel ammoniacal, et que pendant la fermentation, le ferment ne perd ni ne gagne rien. Cette opinion fut admise par tous les chimistes, à l'exception de Thénard qui, dès 1803, avait vu « que dans toute fermentation alcoolique, il se dépose une matière animale tout à fait semblable à la levûre de bière, et que cette matière, même lorsqu'elle est desséchée, a la propriété de faire fermenter le sucre (2). »

Tous les chimistes devinrent d'accord sur ce point, à savoir : que les ferments sont des matières albuminoïdes altérées, mais avec Berzélius, un grand nombre d'entre eux ne prêtèrent à ces ferments qu'une action de présence ou de contact ; c'est cette opinion que

(1) Fabroni. *op. cit.*
(2) Thénard, *Ann. de chimie*, t. XLVI, p. 244.

M. Ch. Robin exprimait avec clarté en 1847. « Les matières azotées, dit-il, qui ont acquis cette propriété (de ferment) n'agissent que par leur présence, elles ne cèdent rien, n'empruntent rien au corps dont elles déterminent la modification. Sous ce point de vue, elles se rapprochent de la mousse de platine et autres matières poreuses. La modification déterminée doit donc être rangée parmi les phénomènes de contact, c'est-à-dire non expliqués. Mais ces phénomènes de contact ne doivent pas être confondus avec ceux qui sont déterminés par la mousse de platine. Ils doivent former un groupe à part dans une grande classe ; ils se distinguent des premiers, d'une part, par le corps déterminant qui est toujours azoté, altéré par l'oxygène de l'air ; d'autre part, par les conditions de contact dans lesquelles les substances doivent être placées, et surtout par la transformation que subit la matière modifiée. Celle-ci, en effet, n'emprunte rien à l'air ni à l'eau, mais elle se sépare en plusieurs produits plus simples, et dans ces produits on retrouve la somme des éléments qui entraient dans la composition du corps primitif, ou bien ce corps éprouve une transformation isomérique, dans laquelle un de ses équivalents est représenté par plusieurs du second (1). »

Ce passage établissait donc les deux points suivants :

1° La fermentation est un phénomène de contact, c'est-à-dire non expliqué ; 2° le ferment n'emprunte rien et ne cède rien ; et la matière fermentée se dédouble en produits plus simples ou se transforme en un produit isomérique.

Je vais aborder ces deux propositions successivement en discutant leur valeur avec les travaux qui ont été faits antérieurement et postérieurement.

La fermentation est-elle simplement un phénomène de présence?

A. Il faut d'abord s'entendre sur cette chose inexpliquée et le mieux est de laisser parler l'auteur de la *Catalyse.*

---

(1) Ch. Robin. *Des Fermentations*, thèse pour l'agrég. 1847, p. 5.

« Certains corps, dit Berzélius, exercent par le simple contact une telle influence sur d'autres corps, qu'il en résulte une action chimique ; des combinaisons sont détruites ou de nouvelles prennent naissance, et tout cela s'effectue sans que le corps qui produit tous ces changements soit altéré » (1).

Il rappelle l'action de la mousse de platine et dit qu'il traitera dans la suite« de cas remarquables où cette force occulte est exercée non-seulement par des corps qui restent sans éprouver de changements, mais aussi par d'autres qui sont eux-mêmes altérés. » Il place dans ces cas remarquables la fermentation alcoolique du sucre, et l'éthérification de l'alcool par l'acide sulfurique, et il ajoute qu'il a donné à la cause de ces phénomènes le nom de force catalytique, tiré de χαταλύω, je détruis. Cependant il vient d'élever cette force destructive à la hauteur de la force vitale : « L'action de cette force, dit-il, est plus générale et en même temps plus mystérieuse dans les opérations de la chimie organique, surtout dans les corps vivants. La plupart du temps nous ne pouvons nous expliquer d'une manière plausible la multiplicité des produits qui se forment, à l'aide d'un même suc, au sein d'une plante vivante ou d'un animal, à moins d'admettre que les parties solides déterminent en différents points des transformations différentes entre les parties constituantes du liquide conduit dans les différentes parties de l'être vivant. »

Dœbereiner, trop prévenu en faveur des phénomènes de contact, avança même qu'il avait déterminé la fermentation alcoolique du sucre d'amidon avec le charbon en poudre. Cependant Berzélius, qui répéta cette expérience avec le charbon en poudre, le noir animal et la mousse de platine, obtint toujours un résultat négatif (2).

Raspail, qui croyait que la vérité n'avait pas de voile pour lui, explique la catalyse d'une manière très-simple et s'imagine du même coup avoir expliqué les phénomènes vitaux. Pour lui, dans le cha

---

(1) Berzélius, *Traité de chimie*, t. I, p. 110.
(2) Ouvrage cité, t. III, p. 942 (note).

lumeau à gaz, l'oxygène et l'hydrogène comprimés se combinent parce que leurs atomes se dépouillent d'une certaine quantité de leurs couches isolantes, lesquelles s'échappent, pour nous transmettre, en se combinant avec les molécules de notre œil, une impression lumineuse.

« Tous les corps poreux, dit-il, possèdent à un degré plus ou moins inférieur la propriété combustive ; parce que dans leurs pores il s'établit des courants, que ces courants déterminent la pression extérieure et que les gaz ne sauraient être comprimés, sans rapprocher leurs atomes respectifs, ni rapprocher leurs atomes sans dégager leurs couches isolantes qui les enveloppent.

« La fermentation n'est qu'une combustion dans un liquide. Elle ne saurait avoir lieu sans la présence de tissus organisés ou de corps poreux d'une structure analogue. Les tissus sont ici, comme dans la combustion réelle, les orifices étroits du chalumeau à compression ; les courants qui s'y établissent y jouent le rôle de piston ; les éléments du liquide qui se gazéifient viennent se rencontrer, entraînés par le courant dans l'orifice étroit, et se combiner en produits, dont la diversité ne tient plus qu'à la nature des liquides et des tissus qui sont en présence » (1).

Il avait préalablement établi « que le ferment n'agit dans la fermentation alcoolique qu'en qualité de tissu ; qu'il peut être remplacé avec un égal avantage par toute espèce d'autre tissu à base d'ammoniaque comme l'albumine, le mucus..... les débris des animalcules » (2).

A côté de cette explication si peu scientifique, je m'empresse de placer celle du célèbre Liebig. « A l'état de mousse, le platine, dit-il, absorbe plus de huit cents fois son volume de gaz oxygène. Cet oxygène doit donc se trouver dans un état de condensation qui le rapproche de l'eau à l'état liquide.

« Lorsqu'un gaz est ainsi condensé, c'est-à-dire lorsque ses molé-

---

(1) F.-V. Raspail, *Chim. org.*, t. III, p. 766 ; 1838.

(2) Ouvrage cité, p. 542.

cules primitives se trouvent ainsi extrêmement rapprochées les unes
des autres, ses propriétés deviennent évidentes et faciles à appré-
cier; car l'action chimique qui est propre à chaque gaz se développe avec d'autant plus d'énergie que celui-ci perd davantage sa
propriété physique caractéristique. En effet ce qui distingue essentiellement un corps gazeux, c'est que ses molécules tendent continuellement à s'écarter les unes des autres. Or, comme l'action chimique ne peut s'exercer qu'autant que les molécules sont à un
certain degré de proximité les unes des autres, il est facile de comprendre comment l'élasticité des gaz est le principal obstacle qui
empêche le déploiement de leur activité chimique. Mais quand les
molécules gazeuses cessent de se repousser, et c'est ce qui a lieu
lorsqu'elles se trouvent renfermées dans les pores ou adhérentes à
la surface des cops solides, le gaz peut alors déployer toute son activité chimique. Ainsi certaines combinaisons dans lesquelles l'oxygène
ne peut pas entrer tant qu'il est sous son état ordinaire, certaines
décompositions qu'il ne peut pas opérer, lorsqu'il est également
sous sa forme habituelle, ces combinaisons et ces décompositions,
dis-je, s'effectuent au contraire avec une facilité extrême dans les
pores du platine qui contiennent de l'oxygène condensé.... Quand
on dirige un courant d'hydrogène sur une éponge de platine dont
les pores, ainsi que je viens de le dire, sont constamment remplis
d'oxygène condensé, les deux gaz, se trouvant en contact, se combinent ensemble et il se forme de l'eau dans l'intérieur de l'éponge
métallique. Le résultat immédiat de la combustion de l'hydrogène est
un dégagement considérable de calorique : le platine rougit; et le
courant d'hydrogène s'enflamme..... La découverte de cette propriété des corps poreux a rendu un grand service à la science, en
lui permettant d'expliquer d'une manière parfaitement satisfaisante
bon nombre de phénomènes qui avaient jusqu'à ce jour résisté
à toute explication..... La transmutation de l'alcool en vinaigre est
fondée sur des principes à la découverte desquels les chimistes sont
arrivés par l'étude sérieuse des propriétés des corps poreux » (1).

____

(1, Justus Liebig, *Lettres sur la chimie*, p. 96.

Nous verrons bientôt comment Liebig considérait le ferment et la fermentation, mais avant cela je veux essayer de démontrer que, parmi les erreurs avancées par Raspail, il y en a une qui lui est commune avec Liebig.

S'il était vrai que l'élasticité des gaz, la répulsion ou les couches enveloppantes de leurs atomes, fussent la véritable cause qui empêche leurs combinaisons, on aurait lieu de s'étonner en pensant que l'hydrogène et l'oxygène qui ont une si grande affinité, ne se combinent point sous les plus fortes pressions qui rapprochent leurs atomes, tandis qu'ils se combinent si facilement, dès qu'un corps en ignition ou une étincelle électrique vient à traverser leur mélange. Comment la chaleur qui éloigne leurs atomes en augmentant leur force élastique, les combine-t-elle? Quand on ne le saurait pas, il n'en serait pas moins évident que le calorique et surtout les rayons chimiques de la lumière, ont pour effet de développer l'affinité de l'hydrogène soit pour l'oxygène, soit pour le chlore.

Mais on sait que les affinités des corps sont soumises à des lois que l'on connaît mieux chaque jour par l'étude des conditions électriques qui président aux combinaisons. On sait aussi que le calorique détermine des combinaisons et en détruit d'autres selon l'état d'affinité ou d'indifférence des atomes qui sont en présence ou conjoints. Or, il semble qu'on a complétement oublié l'action du calorique pour accorder aux corps poreux une force catalytique (1).

L'expérience prouve que la mousse de platine absorbe 743 fois son volume d'hydrogène (2), et comme nous l'avons vu, Berzélius évaluait à 800 le nombre de volumes d'oxygène qu'elle condense.

----

(1) La force catalytique est encore en crédit, car M. Shwann se propose d'envoyer un mémoire à l'Académie des sciences pour prouver que «les substances qui jouissent du pouvoir de développer des phénomènes catalytiques sont tellement répandues, soit dans les végétaux, soit dans les animaux, qu'on peut dire que les deux règnes des êtres organisés en sont pénétrés,» et que les semences et les racines de toutes les plantes contiennent des substances catalysantes. (*Comptes rendus de l'Académie des sciences*, p. 1113, juin 1863.

(2) Pelouze et Fremy, *Cours de chimie*, t. II. p. 716.

Mais, sous l'influence de cette absorption considérable, ces gaz abandonnent des calories. C'est identiquement ce qui se passe dans le briquet à air, où la compression de l'air développe assez de calorique pour enflammer l'amadou. La mousse de platine s'échauffe donc en condensant un gaz, et elle s'échauffe d'autant plus qu'elle le condense rapidement. Or, supposons-la placée dans un mélange détonnant d'hydrogène et d'oxygène : elle est déjà saturée d'air, mais elle ne l'est pas d'hydrogène; elle en absorbera assez pour que sa température s'élève au point de favoriser la combinaison de l'hydrogène et de l'oxygène condensés; mais cette combinaison produisant de la chaleur à son tour, la mousse deviendra incandescente et enflammera le mélange détonnant. Il est facile en effet de démontrer que c'est le calorique développé par la condensation des gaz qui est la cause initiale de leur combinaison. Si l'on place sur la cuve à mercure et sous une cloche remplie d'hydrogène une capsule contenant de la mousse de platine; si l'on attend que cette éponge de platine soit saturée, et qu'on vienne alors à introduire très-lentement le volume d'air voulu pour constituer le mélange explosif, on s'assurera qu'il n'y a pas de combinaison, surtout si la mousse a été bien séchée.

C'est pour la même raison que l'acide sulfureux et l'oxygène ne se combinent sous l'influence de l'éponge de platine que quand elle est légèrement chauffée, car dans ce cas, la chaleur initiale qui doit produire la combinaison n'est pas développée par la condensation plus lente de ces gaz. Il est vrai que ces phénomènes sont complexes, et que la chaleur seule ne les produit pas, mais la cause adjuvante des combinaisons produites par les corps poreux est assez saisissable dans les phénomènes de porosité et de capillarité qui révèlent la puissance de l'attraction moléculaire.

Il semble compréhensible que tout véhicule propre à deux corps favorise leur union en raison de la loi : *corpora non agunt nisi soluta*, et dans ce cas on n'invoque pas une force catalytique pour dénommer l'action du dissolvant. Il semble également possible qu'un corps poreux, que mouillent certains gaz, présente à leur égard le phénomène de capillarité, c'est-à-dire, modifie leurs dispositions

respectives, en les soumettant à une même force, la cohésion; et
qu'il en résulte pour leurs affinités une condition de contact ou
plutôt de rapprochement de leurs atomes, qui rend ces affinités
plus actives.

Nous rejetons donc les noms de catalyse et de phénomènes de
présence, qu'on a donnés à un certain ordre de faits où nous ne
voyons que l'action du calorique et celle de la porosité. *A fortiori*,
nous rejeterons le nom de phénomènes catalytiques, que l'on a
attribué aux fermentations et aux putréfactions, parce que la force
catalytique n'a eu sa raison d'être que tant qu'on ignorait les propriétés dialytiques des tissus organisés, et la nature animée des
ferments.

B. Est-il certain que le ferment n'emprunte rien et ne cède rien?

Nous avons vu que Lavoisier et Gay-Lussac étaient arrivés, en
fixant la composition du sucre et celle de l'alcool, à ne voir dans la
fermentation du sucre qu'un dédoublement en alcool et en acide
carbonique, rien de plus et rien de moins. Mais Thénard, poursui-
vant l'étude du ferment, lui reconnut une composition quaternaire,
analogue à celle des matières albumineuses, et affirma que toute
fermentation alcoolique dépose une matière animale semblable à la
levûre. Cette opinion ne trouva pas d'autre contradicteur que Proust,
qui voulait que la véritable cause de la fermentation alcoolique ré-
sidât dans le sucre incristallisable qu'il croyait fermentescible *per se*
et communicateur de son mouvement de décomposition, à l'égard
du sucre incristallisable (1).

M. Colin (2) reconnut ensuite que la levûre est composée de deux
parties, l'une soluble et l'autre insoluble, et il fit résider le pouvoir
fermentatif dans la partie soluble.

M. Quévenne réfuta cette manière de voir, il fit subir des lavages
répétés à la levûre, et mit la matière restée sur le filtre en présence

---

(1) Proust. *Ann. de c imie*, t. LVII. p. 216; 1806.

(2) *Ann. de chimie et de physique*, t. XXX, p. 42; 1825.

du sucre ; la fermentation se fit parfaitement bien, tandis que le liquide filtré, contenant presque toute la partie soluble, n'eut sur le sucre qu'une action presque insensible qu'il attribua avec raison, comme je le prouverai, à des particules actives de matière solide, entraînées par l'eau à travers les mailles du filtre.

Dœbereiner trouva ensuite que la liqueur fermentée contient du lactate d'ammoniaque, et il crut que c'est à la présence de ce sel ammoniacal qu'on devait attribuer la composition azotée de la levûre, tandis que ce sel n'est que la conséquence de sa destruction.

En raison de cette première erreur, il avança que le ferment ne perd ni ne gagne rien.

Enfin Gay-Lussac démontra que la présence de l'air est nécessaire pour commencer la fermentation, mais non pour la continuer, et il en déduisit que le ferment du vin n'est pas le même que celui de la bière, parce que la levûre n'exige pas l'action de l'air comme le ferment du raisin, pour commencer la fermentation.

Pour M. Colin, le rôle de l'oxygène à l'égard des substances albuminoïdes consistait à produire de l'électricité qui décomposait le sucre.

Pour Dœbereiner, la présence de l'oxygène était nécessaire pour former de l'acide carbonique, et il regardait ce gaz comme la véritable cause de la fermentation.

On connaissait déjà la nature chimique du ferment, mais elle n'avait servi qu'à égarer les esprits par de vaines suppositions, lorsque Cagniard-Latour démontra en 1837 la nature organisée de la levûre ; il crut même observer la multiplication des globules de levûre par bourgeonnements pour les jeunes cellules, et par séminules pour les vieilles (1).

Il arriva à conclure :

1° Que la levûre de bière est un amas de globules organisées qui se reproduisent ;

---

(1) Cagniard-Latour, *Comptes rendus*, t. IV, p. 905, juin 1837, et *Journal de l'Institut*, n°ˢ 103, 158, 159, 164, 165, 166, 167, 185 et 195.

2° Que ces globules paraissent appartenir au règne végétal ;

3° Qu'ils semblent n'agir sur une solution de sucre qu'autant qu'ils sont en état de vie.

En même temps et de leur côté, le D' Shwann et M. Kützing arrivaient aux mêmes résultats, l'un à Iéna et l'autre à Berlin. Enfin Quévenne, Turpin, M. Mitscherlich, confirmèrent cette découverte.

Cette levûre, appelée alors *cryptococcus cerevisia* par Kützing, *torula cerevisia* par Turpin, a été parfaitement observée par M. Pouchet qui la considère comme une *spore spontanée*. Il démontre que le globule de levûre n'est pas un végétal complet, il n'y voit pas une algue avec Kützing et M. Ch. Robin, ni un champignon vésiculaire avec MM. Cagniard-Latour, Shwann, Turpin, Mitscherlich et Pasteur, mais pour lui « ces spores spontanées, en se développant, donnent naissance à des espèces végétales qui varient selon les fermentations, et appartiennent surtout aux genres *penicillium*, *aspergillus*, *ascophora* et *collarium* » (1).

Le globule de levûre se compose, comme toute cellule, d'une enveloppe extérieure et d'un contenu.

L'enveloppe extérieure, d'après M. Payen (2), est de la cellulose, la matière contenue est azotée et granuleuse.

Ces résultats ont été confirmés par MM. Mulder et Schlossberger. Ce dernier même a transformé cette cellulose en glycose par l'acide sulfurique étendu.

D'après M. Dumas, la matière azotée contient 27,1 p. 100 de soufre et de phosphore, et sa formule $C^{96}H^{82}Az^{12}O^{20}$ ne diffère de celle de l'albumine que par 5 équivalents d'eau (3).

---

(1) F.-A. Pouchet, *Nouvelle expér. sur la génér. spont.*, p. 165.

(2) *Mém. des savants étrangers*, t. IX, p. 52 ; 1846.

(3) *Traité de chimie*, t. VI, p. 316 ; 1843.

CHAPITRE II.

Des conditions de production du ferment.

D'après M. Dumas « le gluten se convertit lentement en ferment sous l'influence de l'air et de l'eau. L'albumine produit le même effet mise en présence de l'eau et du sucre ; à la température de 33°, elle parvient au bout de trois semaines à se convertir en un véritable ferment, et alors la fermentation marche sans s'arrêter, quoique avec lenteur.

« Le caséum se comporte de la même manière. Il en est de même de la fibrine..... On attribue à la colle de poisson, à l'urine, la même propriété, ce qui doit dépendre de la présence dans ces produits de quelques traces de matières albumineuses.

« Quand une matière de ce genre s'est convertie en ferment, et qu'elle produit la fermentation du sucre, elle détermine le dépôt d'une assez grande quantité d'un ferment plus actif, qui, mis en présence du sucre, le fait fermenter rapidement.

« Dans tous les cas, on retrouve au microscope, dans tous les ferments artificiels, les formes des globules de la levûre de bière elle-même. »

M. C. Shmidt, à Dorpat, ainsi que MM. Wagner et Lunge, ont également constaté que toutes les matières albuminoïdes en putréfaction, d'origine animale ou végétale (fromage, légumine, blanc d'œuf, sang, gélatine, chair musculaire, émulsine, etc..) placées dans l'eau sucrée, peuvent y déterminer au bout de quelque temps la fermentation alcoolique, et toujours avec formation concomitante de globules de levûre de bière.

La nécessité d'une matière azotée pour l'apparition du ferment s'expl'; e par cette remarque de M. Bouchardat : « Les globules de levûre ont besoin de deux espèces de nourriture, le sucre pour produire de la chaleur, et la matière azotée pour fournir les éléments convenables à leur assimilation et à leur reproduction » (1).

C'est ainsi que M. Bouchardat et M. Dumas expliquent la destruction d'une partie du ferment quand la dissolution de sucre est pure ; dans ce cas, il disparaît deux parties de ferment pour cent de sucre fermenté.

Mais quand la dissolution sucrée contient une matière azotée assimilable par le ferment, ce qui arrive dans la fermentation du moût d'orge, alors on voit au contraire la quantité de levûre devenir plus considérable après la fermentation qu'avant.

Dans les expériences de M. Bouchardat, le poids de la levûre fut le même après qu'avant ; mais, comme l'a établi M. Pasteur, ce résultat doit être attribué à ce que l'albumine de l'œuf, dont M. Bouchardat s'est servi comme matière azotée, n'est pas assimilable par les globules de levûre, du moins quand cette albumine n'est pas altérée.

CHAPITRE III.

De la genèse du ferment.

« Si l'on ajoute, dit M. Dumas, qu'aucune matière non azotée n'est capable de se convertir en ferment, que cette propriété est même bornée, parmi les matières azotées, à celles qui ont fait partie de l'organisation, qui ont vécu, ou du moins sont aptes à vivre, si l'on remarque en effet que tout produit capable d'engendrer le ferment est putrescible, et qu'il agit même mieux à cet égard quand il a éprouvé un commencement de putréfaction, on ne pourra mettre en doute l'analogie singulière qui existe entre le développement du ferment et celui des animalcules microscopiques.

(1) *Comptes rendus*, t. XVIII, p. 1120.

« Le besoin d'air pour la conversion des matières animales en ferment rend compte même d'une circonstance qui a donné lieu à beaucoup de commentaires » (1).

Cette circonstance est l'apparition spontanée de la levûre en présence de l'air.

Les commentaires sont ceux-ci : ou l'air en altérant les substances organisées et azotées les rend propres à produire spontanément la levûre : *corruptio unius, generatio alterius*; ou bien l'air apporte les germes de ce ferment qui se développent parce qu'ils trouvent un aliment dans la matière azotée en voie de dissolution : *omne vivum ex ovo*.

La génération spontanée du ferment alcoolique est de prime abord bien séduisante, et paraît même évidente quand on écoute M. Pouchet.

Dans la description de la levûre cérévisique, M. Pouchet (2) établit avec raison qu'elle n'offre pas toujours le même diamètre, et qu'il varie entre $0^{mm},004$ et $0^{mm},01$. Il suffit en effet d'observer de la levûre en voie de développement, pour reconnaître que, selon l'âge des globules, leurs diamètres varient beaucoup, bien que la limite de développement soit la même. Mais quand on arrive à l'article de l'accroissement, on ne comprend pas pourquoi l'éminent observateur a fixé une limite inférieure de $0^{mm},004$, car voici ses propres paroles :

« A l'aide d'une observation attentive, on peut suivre toutes les phases du développement spontané des spores cérévisiques ou maliques. On les voit d'abord apparaître sous la forme de granules infiniment petits. Puis bientôt elles représentent de petites vésicules sphériques de $0^{mm},0028$ de diamètre. Celles-ci s'accroissent ensuite jusqu'à $0^{mm},0074$, et même parfois au delà, sans discontinuer d'offrir cette forme. C'est seulement au-dessus de ce diamètre que les spores spontanées des fermentations commencent à prendre

---

(1) Dumas, *Traité de chimie*, t. VI, p. 317; 1843.
(2) F.-A. Pouchet, *Nouvelles expér. sur la génér. spont.*, 1864, p. 168 et suiv.

leur configuration spéciale, et à se remplir de granulations; et ce n'est encore que plus tard, c'est-à-dire quand la spore a acquis la limite de son développement, qu'on voit apparaître sa vacuole remplie de fluide coloré. »

Puisque M. Pouchet reconnaît d'une part « qu'on les voit apparaître sous la forme de granules infiniment petits, puis... de petites vésicules.... de $0^{mm}.0028$ de diamètre » et de l'autre que ces prétendues spores spontanées ne présentent de granulations et de configuration spéciale qu'à $0^{mm},0074$, je ne vois pas pourquoi il a pris pour limite inférieure des diamètres le chiffre de $0^{mm},004$, à moins que la raison n'en soit dans cette note de l'auteur.« Cagniard-Latour, Turpin et Mitscherlich ont prétendu que, dans certains cas, les vésicules de levûre crevaient et que les granules qu'elles contiennent, après s'être répandus dans le liquide, formaient autant de séminules qui s'accroissaient et donnaient naissance à de nombreux grains de levûre. C'est une erreur d'observation. » Je crois au contraire que Cagniard-Latour, Turpin et Mitscherlich, avaient bien vu; car du moment où il y a des globules de levûre complétement développés dans une liqueur sucrée en fermentation, il est facile d'en reconnaître de nombreux qui sont crevés et dont on n'a plus par conséquent que l'enveloppe sous l'œil; il est difficile de ne pas penser que les granules qu'ils contenaient ne soient véritablement les séminules qui produisent la levûre ; mais, avant de vider cette question, je poursuis l'étude biologique de M. Pouchet. Il réfute l'opinion qui attribuait la reproduction de la levûre à une gemmation. Il démontre clairement que ce qu'on a pris pour une gemmation n'est qu'un accolement des globules, dû à l'atmosphère glutineuse que sécrète chaque globule et qui détermine la soudure apparente des petits avec les gros, comme celle des gros entre eux.

Les arguments qu'il invoque contre cette prétendue gemmation sont plus que suffisants, mais il s'appuie à tort, dans ce cas, sur l'autorité de M. Bouchardat pour établir qu'il n'y a pas de reproduction de levûre dans les cuves des brasseurs (1). puisqu'il admet

---

(1) M. Bouchardat a observé qu'en mettant de la levûre avec de l'albumine.

qu'il s'en produit dans ces cuves cinq fois plus qu'on n'en a mis. Après avoir détruit la pseudo-gemmation des grains de levûre, M. Pouchet décrit la véritable germination de ces globules. Ce phénomène se produit de 5 à 15° et particulièrement sur les parois du vase, mais il ne se manifeste pas toujours, «car, parmi le nombre prodigieux de spores qui apparaissent spontanément durant la fermentation, très-peu, comparativement, germent et fournissent un végétal complet..... Dans les spores maliques, il se manifeste d'abord, à l'une des extrémités de leur grand diamètre, une petite éminence globuleuse remplie d'un fluide limpide, incolore, absolument dépourvue de granules. En peu d'heures, cette éminence s'allonge, devient ovoïde et offre un diamètre de $0^{mm},0056$. C'est alors qu'elle commence à présenter quelques fines granulations à l'intérieur de sa cavité. Celle-ci paraît ostensiblement communiquer avec l'intérieur de la sphère mère dont il semble que les granules, par le moyen de cette communication, s'échappent dans la pousse rudimentaire..... A mesure que la jeune tige s'accroît, le spore s'affaisse et devient cylindroïde, puis elle se vide successivement, se ride et tombe enfin comme un cotylédon de phanérogame qui a achevé sa tâche. »

Les végétaux observés par M. Pouchet appartiennent aux genres Penicillium et Aspergillus pour la levûre du cidre, et voici comment il s'exprime sur leur fructification. «Un fait extrêmement remarquable chez l'Aspergillus, c'est que les spores spontanées d'où sortent les plantes ne ressemblent nullement à celles qui naissent sur les conceptacles. Les spores spontanées sont beaucoup plus volumineuses et tombent au fond de la liqueur, tandis que les spores des conceptacles, considérablement plus petites, plus légères, viennent flotter à sa surface. Enfin on surprend en germination autant de spores spontanées qu'on le veut, tandis que je n'ai jamais vu germer

---

comme aliment, dans une dissolution de sucre, la fermentation se produit, mais la quantité de levûre reste à peu près la même. On a reconnu depuis, avec M. Pasteur, que l'albumine non altérée n'est pas assimilable par la levûre, et qu'alors, le phénomène se passe avec l'albumine fraîche comme s'il n'y en avait pas.

8

une spore provenant de la plante. Ainsi donc, ici c'est la spore spontanée qui produit le végétal, tandis que les spores engendrées par les conceptacles de celui-ci ne produisent rien. Et ce fait capital, que j'ai le premier avancé, n'a pas encore été contesté » (1).

Le globule de levûre donne donc naissance à un végétal qui porte sa graine. Celle-ci ne ressemble pas à la levûre, et même M. Pouchet veut qu'elle soit stérile, en attendant qu'on puisse démontrer le contraire.

Le but de M. Pouchet est franchement indiqué. Il prétend conclure de ce que le globule de levûre ne se reproduit ni par gemmation, ni par fructification, qu'il représente nécessairement une spore spontanée. Il veut conclure également que puisque dans la fermentation alcoolique du moût de bière, la levûre quintuple, on ne peut invoquer d'autre raison que la génération spontanée.

Voici comment M. Pouchet soutient son système par l'expérience.

1re *expérience.* — « Une expérience aussi facile que décisive et que j'ai plusieurs fois répétée, démontre incontestablement que la genèse de la levûre n'est nullement le résultat d'une germination. Je prends 1 litre de décoction d'orge germé et j'y ajoute de la levûre de bière ; j'agite le mélange pendant quelques minutes, puis ensuite je passe le liquide à travers des filtres. Celui-ci sort parfaitement limpide et ne contient pas un seul grain de levûre. Au bout d'un temps qui varie, selon la température, il se manifeste une fermentation énergique, et l'on voit se déposer dans le vase une abondance de levûre. Celle-ci conséquemment n'a pas pu provenir d'êtres qui n'existaient point dans le liquide où elle apparaît. »

Si l'on répète cette expérience comme je l'ai fait et comme chacun peut le faire, en procédant comme M. Pouchet, mais en faisant trois ou plusieurs filtrations distinctes, l'une avec deux papiers à filtre, l'autre avec dix, une troisième avec vingt, dans les mêmes conditions, puis abandonnant cette série de liqueurs de même provenance, mais différemment filtrées, on verra que le n° 1 qui ne contient pas de globule de levûre fermente plus vite que le n° 2,

<hr>

(1) Ouvrage cité. 182.

et que la fermentation du n° 3 sera la plus lente. Et l'expérience sera encore plus décisive si l'on opère avec une dissolution de sucre. On peut en effet, dans ces cas, attribuer avec M. Dumas la fermentation du sucre «à la présence de quelques particules de matières actives, insolubles, entrainées avec de l'eau à travers les mailles du filtre» (1). Ce qui s'explique si l'on considère les grains de levûre, *infiniment petits* d'abord, ainsi que le dit M. Pouchet, comme le développement commençant des granules qui, contenus dans les globules de levûre complétement développés, s'en sont échappés par une sorte de déhiscence. Mais est-ce une vue de l'esprit ou un fait? Pour ma part, je crois avoir observé un fait : c'est qu'en plaçant sur le porte objet du microscope une goutte de décoction d'orge germée (bien bouillie), en ajoutant avec la pointe d'une aiguille un nombre de globules de levûre, aussi limité que possible, et en empêchant l'évaporation de cette préparation, j'ai vu de nombreux petits globules en voie de formation, quand un globule mère avait éclaté.

2ᵉ *expérience* de M. Pouchet. — «Je prends un flacon de deux litres de contenance, dont le bouchon est traversé par un de mes tubes laveurs ayant ses boules remplies d'acide sulfurique, afin d'isoler de l'atmosphère ambiante l'intérieur de l'appareil. Dans cet appareil, j'introduis un litre de moût de bière sortant de la cuve, après une ébullition de cinq heures, puis un décimètre cube d'air atmosphérique ; ensuite je pose le bouchon. Après quelques jours, la fermentation se produit et il se dégage beaucoup de gaz. En même temps, il se forme une notable quantité de levûre dans le liquide. «Le poids de cette levûre, qui s'est ainsi produite sans ensemencement, est souvent de 10 à 15 grammes. Or, comme d'après la théorie des chimistes qui croient aussi aux ensemencements, ceux-ci rendent environ 5 pour 1, il faudrait donc que le décimètre cube d'air contenu dans l'appareil eût laissé choir dans la liqueur de 2 à 3 gr. de levûre pour produire les 10 à 15 gr. qui s'y sont formés.

---

(1) Dumas. *Traité de chimie*, t. VI. p. 309.

« Or, nous le demandons à tout esprit non prevenu, serait-il possible qu'il existât 2 à 3 grammes de levûre dans chaque décimètre cube d'air, sans que l'analyse chimique les eût signalés : bien mieux, sans que cela frappât grossièrement nos sens ?

« Et il faudrait non-seulement qu'il s'y trouvât cette énorme quantité de levûre de bière, mais aussi des masses de toutes les autres levûres des fermentations variées que l'homme peut développer à tout instant ; masses d'autant plus faciles à retrouver qu'on les distingue à l'état sec, qu'en quelques minutes elles se renflent sous l'eau. Est-ce que cette seule expérience ne suffira pas pour convaincre tout le monde, que cette incroyable hypothèse de la panspermie n'eût jamais dû entrer dans le domaine sérieux des sciences ! »

Pour réduire cette expérience à sa juste valeur, il y a une contre-expérience très-simple à réaliser : Je prends trois appareils semblables à celui de M. Pouchet. Le premier est à moitié rempli de moût bouilli et bouillant : il est rebouilli au bain-marie de manière à chasser l'air contenu par la vapeur d'eau, et ce n'est que lorsque la vapeur d'eau se dégage par le tube laveur qu'on introduit l'acide sulfurique. L'appareil se refroidissant, l'air qui y fait sa rentrée est lavé par l'acide.

Le second est en tout pareil à celui de l'expérience susdite.

Le troisième est préparé comme le second, mais j'ajoute 1 centigramme de levure desséchée.

Dans celui-ci, la fermentation commence aussitôt, lentement d'abord, puis elle devient de plus en plus active avec le temps. Elle est presque complète que celle du second commence à peine. Enfin, la fermentation du second est achevée, qu'il ne s'est encore rien produit dans le premier appareil.

Or, il me paraît évident que si 1 centigramme de levûre peut en reproduire 10 à 15 grammes, 1 milligramme et même quelques granules seulement, invisibles au microscope, et encore moins sensibles à l'analyse chimique, pourront, avec plus de temps, pulluler, se développant d'abord, pour se multiplier ensuite. Et, bien que cette manière de voir soit favorable à la panspermie, je ne vois pas pourquoi elle serait indigne d'entrer dans le domaine sérieux des sciences qui se basent sur des expériences bien interprétées.

Combien de temps les granules ou séminules, contenues dans les globules de levûre, peuvent-ils mettre pour se contituer eux-mêmes à l'état de globules parfaits? C'est M. Pouchet qui va nous l'apprendre.

« 50° *expérience*. Le 1ᵉʳ mars, on mit une couche de levûre de bière anglaise dans une cuvette de porcelaine, où elle se dessécha à l'ombre, et se transforma en une couche sèche de 2 millimètres d'épaisseur. Cette levûre fut ensuite exposée au soleil dans un lieu sec pendant six mois, après cela, on la plaça dans une étuve chauffée à 100°, où elle resta six heures.

« Le 1ᵉʳ août, 5 grammes de cette levûre, après avoir été réduits en petits fragments, furent mis dans 1 décimètre cube de moût de bière, ayant subi 5 heures d'ébullition. Le lendemain, par une température de 25°, et une pression de 0ᵐ,75, il existait une fermentation énergique, de nombreuses bulles de gaz acide carbonique se dégageaint, et le microscope annonçait qu'il se formait déjà beaucoup de levûre. On distinguait à merveille l'ancienne levûre desséchée, de celle que la genèse venait de produire. La vieille levûre était désorganisée, opaque, jaunâtre, à bords irréguliers ; les spores nouvellement engendrées étaient correctes, isolées ou accolées et parfaitement transparentes.

« Il n'y avait pas de doute, par la dessiccation, toutes les anciennes spores avaient été désorganisées et tuées ; et elles n'ont nullement agi comme corps vivant dans le phénomène. »

Dans ce cas, où « toutes les anciennes spores avaient été désorganisées et tuées, » il n'a fallu que 24 heures pour la genèse des nouveaux globules.

« 51° *expérience*. Je pris 250 grammes de levûre de bière anglaise, et je les agitai pendant un quart d'heure dans 1 litre de moût de bière, sortant de la cuve où il avait bouilli six heures, et qu'on avait préalablement laissé refroidir.

« Ce moût de bière fut ensuite filtré à travers quatre filtres en papier joseph, afin qu'aucun globule de levûre, si petit qu'il fût, ne tombât dans le liquide.

« La bière, ainsi filtrée, fut placée dans un flacon de 2 litres de capacité, bouché par un de mes tubes laveurs, rempli d'acide sulfurique.

« Le quatrième jour, la fermentation s'était produite et beaucoup de levûre cérévisique se trouvait au fond du vase.

« Ce n'est donc pas comme corps organisé que la levûre détermine la fermentation, mais simplement par la sécrétion altérée qui l'environne.

« Cette expérience s'élève contre l'hypothèse des ferments vivants. La vie n'est qu'une coïncidence de la fermentation. »

Il est à regretter que dans cette observation, la température ne soit pas indiquée. Mais on voit que dans ces deux expériences où, selon nous, les liqueurs étaient ensemencées de séminules, il a fallu de un à quatre jours pour le développement complet de la fermentation, et moins par conséquent pour la production du ferment. On voit en outre que dans la 50ᵉ expérience de M. Pouchet, où la liqueur était richement ensemencée, la fermentation commença presque aussitôt, car elle était énergique le lendemain, tandis que dans l'expérience suivante. la liqueur, moins riche en séminules, dut rester plus de temps sans éprouver une fermentation franche, car ce temps était nécessaire à la multiplication.

Il y a une expérience de M. Pouchet qui semble prouver complétement la génération spontanée de la levûre, c'est la 55ᵉ.

55ᵉ expérience. J'ai répété à diverses reprises l'expérience fondamentale qui est citée dans mon *Hétérogénie*, ainsi que dans ce livre, et qui consiste à enlever un flacon de moût bouillant sous la cuve même du brasseur, où on le bouche pendant l'ébullition.

« Cette expérience qui a été faite avec les plus grandes précautions m'a toujours réussi. Constamment dans les flacons, hermétiquement bouchés, j'ai vu, après un laps de temps qui variait, se former de la levûre. Presque toujours c'était de la levûre cérévisique, rarement de la levûre lactique.

« Mais cette différence n'influe nullement sur la portée de l'expérience, puisque, d'un sens ou de l'autre, nous avons un organisme développé dans un liquide ayant subi une ébullition prolongée de 4 à 6 heures.

« Cette expérience fondamentale, je le répète, n'a jamais été attaquée. »

Il y a une objection sérieuse à élever contre cette expérience. Bien qu'il soit impossible de douter qu'elle n'ait été faite avec les plus grandes précautions, il y a à craindre que M. Pouchet n'en ait omis une qui peut sembler indispensable aux panspermistes. On est d'accord sur l'action très-prolongée de l'ébullition, et on n'est pas tenté de supposer que des germes ou des séminules aient pu y résister pendant 4 ou 6 heures. Le moût, ainsi bouilli, n'est donc pas ensemencé, et il apparaît de la levûre ; elle ne peut venir que d'une génération spontanée, puisque l'air est exclu de la question par une fermeture hermétique pratiquée sous le liquide bouillant. Mais l'expérience n'est nullement concluante, si le flacon lui-même et son bouchon ne restent pas pendant une heure au moins, et même quatre si l'on veut, au sein du liquide bouillant ; car si la température de 100° tue les organismes qui la subissent au sein d'un liquide, il n'en est pas moins certain qu'ils peuvent résister pendant quelques minutes à cette action désorganisatrice.

M. Quévenne (1) a démontré en effet que de la levûre soumise à la température de l'ébullition, pendant 4 ou 5 minutes avec de l'eau, n'est pas rendue complétement impropre à produire l'alcoolisation du sucre, alors la fermentation se manifeste dans l'espace de 12 à 15 heures (laps de temps nécessaire au développement des séminules) (2).

---

(1) Quévenne, *Journal de pharmacie*, t. XXVII, p. 589.

(2) Dans cette expérience, les globules de levûre sont désorganisés, mais il reste leur séminules. Si, comme l'a fait également M. Quévenne, on dessèche la levûre pour la soumettre ensuite à la température de 100° pendant une demi-heure, puis qu'on la mette dans une dissolution de sucre (1 partie de sucre pour

Or, si M. Pouchet ne laisse son flacon dans la cuve que le temps voulu pour le remplir et le boucher, les panspermistes peuvent croire aussi que les parois du vase et le bouchon lui-même ont reçu de l'air le dépôt de quelques germes; ce qui pourrait même les encourager dans cette manière de voir, c'est que M. Pouchet, comme il le dit, n'a pas toujours obtenu de la levûre cérévisique dans ses flacons, puisqu'il a observé, quoique plus rarement, le développement exclusif de levûre lactique. Et, comme au point de vue de la génération spontanée, il est impossible de ne pas accorder au milieu une influence toute-puissante sur le produit qui s'organis e(d'après M. Pouchet lui-même, qui a constaté cette loi du milieu par des phénomènes remarquables d'hybridité), il me paraît difficile d'accorder au moût de bière la fantaisie d'engendrer de la levûre lactique, et je crois plus volontiers qu'à défaut de germes de levûre cérévisique, un germe non détruit de levure lactique aura pu se développer et ensemencer la liqueur.

Cette expérience importante et fondamentale mérite donc d'être répétée encore par plusieurs observateurs.

M. Pouchet, comme nous l'avons vu, et comme on peut le voir mieux encore en lisant son livre, établit une distinction entre les globules de levûre qu'il appelle *spores spontanées*, et les spores véritables que donnent par fructification les mucorinées qui apparaissent dans la germination des différentes levûres. Le globule de levûre n'est donc pas une spore véritable. Ce n'est ni un fruit, ni un végétal, c'est une métamorphose, une espèce d'état larvique qui constitue une forme d'être appropriée au milieu liquide dans lequel végète ce genre d'organisme.

Il y a une certaine analogie entre le grain de levûre et le turio-bulbe à bourgeon unique, mais ce n'est qu'un rapprochement imparfait que l'on peut établir entre deux organes dont l'un, en raison

---

4 d'eau), on reconnaît qu'elle a perdu en partie son énergie, mais la fermentation, quoique moins vive, se produit cependant après quelques minutes; c'est que, dans ce cas, une partie des globules desséchés a résisté à la chaleur.

de la simplicité du genre de plante dont il dérive, peut se reproduire par chacun de ses éléments organisés, tandis que l'autre,
propre à des espèces supérieures, ne peut que reproduire un individu de l'espèce à laquelle il appartient. Je considère donc le grain
de levûre comme un tubercule capable de produire le végétal dont
il dérive par bourgeonnement unique, ainsi que l'a vu M. Pouchet,
et de plus, comme un organe capable de se reproduire par la
déhiscence de parties similaires.

Quant à la métamorphose du végétal, elle doit être uniquement
attribuée à l'influence du milieu, puisque M. Pouchet a pu obtenir
des levûres particulières et hybrides, en ensemençant du moût de
bière avec les sporanges recueillies sous les frondes du *nephrodium
filix mas* et du *polypodium vulgare* (1).

CHAPITRE IV.

Coïncidence ou concomitance de la vie avec la fermentation.

Il reste un point à éclaircir : la vie n'est-elle qu'une coïncidence
de la fermentation, et peut-on dire avec M. Pouchet : «Que ce n'est
pas comme corps organisé que la levûre détermine la fermentation,
mais simplement par la sécrétion altérée qui l'environne?»

Il dit encore ailleurs : «Les idées de M. Pasteur se réduisent à
ceci : la fermentation est un acte corrélatif de la vie et de l'organisation de la levûre, et non un acte qui dérive de la putréfaction de
la levûre morte.

«Nos idées diffèrent absolument de celles du savant chimiste, car
nous pensons que les ferments sont des agents morts, et que la vie

---

(1) Ouvrage cité, 56ᵉ et 57ᵉ expériences.

est seulement concomitante avec la fermentation, et même pas toujours » (1).

Mais M. Pouchet qui reproche à M. Pasteur de se contredire à
chaque page à l'égard de son hypothèse, ne se met qu'à demi à
l'abri du même reproche, car deux pages plus loin, il dit lui-même
que « les fermentations étant ordinairement des phénomènes chimiques, corrélatifs de la vie, il convient donc essentiellement d'en
étudier les phénomènes biologiques. »

Nous allons voir si l'on peut expliquer le phénomène de la fermentation par la mort ou par la vie.

Liebig est l'auteur de la théorie mécanique de la fermentation
qui est professée par MM. Frémy, Boutron, Gerhardt et Pouchet.

« Toute substance organique, dit Liebig, dès qu'elle est en voie
de décomposition, constitue un agent de fermentation, ou, en
d'autres termes, un ferment..... Tous les phénomènes de la fermentation, si on les considère dans leur ensemble, confirment le
principe émis déjà depuis longtemps par Laplace et par Berthollet,
à savoir : *qu'un atome mis en mouvement par une force quelconque
peut communiquer son propre mouvement à un autre atome qui
se trouve en contact avec lui.* C'est une loi de dynamique dont la
généralité embrasse tous les cas où la résistance (force vitale,
affinité, force électrique, force de cohésion) qui s'oppose au mouvement, ne suffit pas pour l'arrêter » (2).

De sorte que pour lui, la cause de la fermentation n'est autre
« que le mouvement qu'un corps en décomposition communique à
d'autres matières dans lesquelles les éléments sont maintenus dans
une très-faible affinité » (3).

L'idée si clairement énoncée par Liebig séduit un instant, mais
avouons que si nous nous expliquons aisément les forces mécaniques,
il n'en est pas de même des forces vitales.

Rien de plus simple en effet à admettre que : les atomes s'attirent

---

(1) Ouvrage cité, p. 158.

(2) J. Liebig, *Lettres sur la chimie,* p. 184, 185.

(3) J. Liebig. *Ann. de chimie et de physique,* 2ᵉ série, p. 178.

en raison inverse du carré des distances. L'attraction est une loi générale de la matière, et si nous l'appliquons à des atomes considérés abstraitement, nous la voyons produire la cohésion des solides, l'incompressibilité des liquides, l'élasticité des gaz. Si nous la considérons dans le rapport qui existe entre les molécules et les grands corps sidéraux, cette même attraction produit la pesanteur et la gravitation.

Nous savons que le boulet de canon, qui détruit ce qu'il rencontre dans sa course rapide, est un système qui a reçu une vitesse initiale ; cette vitesse serait éternelle, si à l'action impulsive ne venaient pas se joindre des actions variées comme le frottement de l'air, la cohésion des corps qu'il rencontre, la pesanteur qui le sollicite toujours. Il n'y a point de mystères dans ces choses, mais arrivons à l'affinité chimique, et déjà le phénomène est plus difficile à saisir dans ses causes ; et lorsqu'à la force générale et commune qui régit la matière, viennent s'ajouter de nouvelles forces ou de nouvelles propriétés de la substance, nous sommes obligés d'invoquer un nouvel ordre de causes : l'*affinité* qui suppose une disposition électrique des atomes ; cette force, si elle a l'occasion de se manifester, l'emporte sur la cohésion, comme l'élasticité des gaz qui suppose, elle, une modification due au calorique.

Il est toujours vrai de dire que : *Quæ sunt dispersa in inferioribus, unita sunt in superioribus.* Et la vie n'est pas une puissance indépendante des autres, mais elle paraît s'y soustraire en leur étant tributaire. Or nous savons que quand nous parlons de force vitale, nous nommons simplement un ordre de phénomènes et de propriétés variés, et nous n'entendons nullement désigner une force unique qui, à elle seule, produirait tous les actes de la vie ; de même quand nous parlons du mouvement vital, nous supposons quelque chose qui est tout à fait différent du mouvement commun. C'est ce que Liebig n'a pas compris en faisant régir tous les phénomènes de la nature par la loi dynamique de Laplace et de Bertholet.

Les puissances que les anciens appelaient dieux, génies, démons ou anges, nous les qualifions du nom unique de force, ce qui a l'inconvénient de simplifier autant les idées que le langage, mais les forces des modernes n'en ont pas moins un enfer et un ciel qui sont la mécanique et la biologie.

Il n'est donc pas juste d'identifier l'action de toutes les forces et de vouloir qu'elles se communiquent de même.

L'expérience elle-même nous prouve combien sont différentes les forces mécaniques et les forces vitales. Prenons en effet un liquide ; nous savons, et c'est un axiome en physique, que les pressions se communiqueront également d'atome en atome ; mais, si ce liquide tient en dissolution des atomes organiques, il nous sera facile de constater que les actions chimiques imprimées aux uns ne se communiqueront pas aux autres de la même façon. Si je plonge un fer rougi dans un bain d'huile, j'exerce une action décomposante qui est parfaitement limitée à la quantité de calorique nécessaire pour désorganiser les premières couches du liquide qui seront soumises à l'action du cautère. Ici donc, le violent mouvement de décomposition que subiront certains atomes ne se propagera nullement à ceux qui ne seront pas soumis à l'action désorganisante du calorique. On peut en dire autant des phénomènes d'électrolyse, dans lesquels la décomposition a lieu suivant l'intensité et la direction du courant, mais nullement par une action d'entraînement communiquée d'atome à atome, car alors la décomposition ne se ferait plus seulement dans le courant, mais aussi par rayonnement dans toutes les parties du liquide (1).

Si nous voyons les forces chimiques échapper à la loi de Bertholet

---

(1) La différence qui existe entre les forces mécaniques et les forces chimiques ne tient pas à la nature des forces mises en jeu, mais à leur manière d'agir sur la matière : les forces mécaniques sont des agents qui produisent le mouvement et ne cessent d'être communicables, tandis que les forces chimiques sont des agents dont le caractère essentiel est d'être incommunicables, car ils se combinent avec leurs patients. C'est ainsi que le calorique peut tour à tour agir comme agent chimique ou comme agent mécanique, soit en se combinant avec une substance liquide pour la gazéifier (chaleur latente), soit en produisant la tension de la vapeur par une addition de calorique qui la dilate (dilatation).

et de Laplace, à plus forte raison les forces vitales n'y sont-elles pas strictement subordonnées. C'est donc à tort que Liebig a voulu expliquer par cette loi les phénomènes dits catalytiques, quand elle n'explique nullement les phénomènes plus simples et mieux connus de l'ordre chimique.

Maintenant que j'ai cherché à prouver que la doctrine mécanique de Liebig pèche par la base, voyons l'hypothèse qu'elle a produite.

Comme on ne voulait voir dans la levûre qu'une coïncidence et non la cause ou le *primum movens* de la fermentation, on a supposé que le véritable ferment n'était pas le globule de levûre, mais la couche glutineuse qu'il sécrète et qui agirait alors à titre de matière en décomposition.

M. Pouchet a même été tenté d'aller plus loin. « La dénomination de ferment, dit-il, ne peut appartenir qu'au corps qui détermine la fermentation ; or, comme nous l'avons dit, les chimistes signalent dans leurs œuvres une série de ces corps, tels que les chairs putréfiées, la substance cérébrale, les spores de certains végétaux ; ceux-ci, au même titre que la levûre, pourraient être considérés comme des ferments. J'ai vu diverses sécrétions, l'urine et le venin de plusieurs animaux, provoquer d'actives fermentations. Or personne, je pense, n'osera prétendre que ces corps divers représentent des organismes. »

Cependant M. Dumas (1) a reconnu, et avec lui tous ceux qui ont observé, que le gluten, l'albumine, le caséum, la fibrine, la colle de poisson, et toutes les matières organisées de nature albuminoïde, se transforment en ferment en présence du sucre, et déterminent le dépôt d'une assez grande quantité de levûre qui, examinée au microscope, est semblable à celle de la bière. Et il est parfaitement établi par tous, qu'il ne se produit pas de fermentation alcoolique, sans qu'on retrouve le végétal en question. Mais, bien plus, M. Pouchet confirme lui-même ce résultat constant.

« **53ᵉ** *expérience.* — J'ai pris, dit-il, 1 litre de moût de bière

---

(1) *Traité de chimie*, t. VI, p. 317.

non houblonné, et qui avait subi une ébullition de cinq heures. Lorsqu'il fut refroidi, on broya dedans 100 grammes du cerveau d'un homme dont la mort ne remontait qu'à cinquante heures, et le liquide fut ensuite filtré à travers trois feuilles de papier Berzélius. Cette bière filtrée fut reçue dans un flacon qu'elle ne remplissait qu'à demi, et que l'on boucha avec un de mes tubes laveurs rempli d'eau.

« Quatre jours après, la fermentation avait eu lieu et il s'était déposé au fond du vase de la levûre cérévisique abondante et parfaitement caractérisée.

« Ce n'est donc pas, je le répète, par une action vitale que la levûre agit dans la fermentation. Les ensemencements ne sont eux-mêmes qu'une illusion, car sans doute on ne prétendra pas que le cerveau humain sème de la levûre cérévisique. »

Malgré la singularité de son expérience et de la conclusion qu'il en tire, M. Pouchet a donc bien vu de la levûre cérévisique en abondance, qui, selon lui, y est venue spontanément, sans avoir plus de rapport avec la fermentation qu'avec le cerveau.

Peut-on admettre que la fermentation ne soit pas la conséquence du globule vivant, mais le résultat du produit excrémentitiel de ce globule ?

D'après MM. Dumas et Quévenne (1) si l'on fait subir des lavages répétés à de la levûre de bière, elle n'en produira pas moins la fermentation, « tandis que le liquide filtré n'excitera en pareil cas qu'une action presque insensible que l'on peut attribuer à la présence de quelques particules de matières actives insolubles, entraînées avec l'eau, à travers les mailles du filtre. » Nous avons déjà vu que ces particules actives ne pouvaient être que des séminules auxquelles l'eau du lavage doit la propriété de reproduire peu à peu la fermentation, c'est-à-dire de la levûre. ·

Ce serait évidemment un résultat tout opposé que l'on observerait si le principe actif de la fermentation était dans l'atmosphère

---

(1) Dumas, *Traité de chimie*, t. VI, p. 308.

ecrété par le globule, et non dans *l'organisme-ferment*, car alors le globule lavé devrait produire moins que l'eau de lavage. Nous verrons cependant que le produit exhalé par la levûre joue un rôle, mais ce n'est pas celui de la fermentation alcoolique.

CHAPITRE V.

De la fonction du ferment.

Après avoir constaté que la fermentation est liée à la présence de la levûre, il reste à savoir comment ce ferment produit la transformation du sucre en alcool et en acide carbonique.

Le ferment n'agit-il que par sa présence, ne cédant rien et n'empruntant rien à la substance fermentescible ?

En 1856 M. Dubrunfaut (1) avait démontré qu'on ne peut établir par l'expérience cette équation si simple mais théorique :

$$\underbrace{C^{12}H^{11}O^{11}}_{\text{saccharose.}} + \underbrace{HO}_{\text{eau.}} = \underbrace{2C^4H^6O^2}_{\text{alcool.}} + \underbrace{4CO^2}_{\text{ac. carbon.}}$$

Mais c'est à M. Pasteur que l'on doit de savoir comment les choses se passent.

Depuis l'expérience faite par Gay-Lussac et répétée par Cagniard de la Tour, on savait qu'un mélange de saccharose et de matière albuminoïde abandonné à l'air ne tarde pas à contenir des globules de levûre qui apparaissent ou semblent apparaître spontanément, puisqu'on ne les y a pas mis.

La question était de savoir si l'on devait considérer l'oxygène ou le globule comme le *primum movens* de la fermentation.

---

(1) *Comptes rendus*, t. XXV, p. 307, et t. XLII, p. 901.

Les partisans de la génération spontanée voulurent que ce fût l'oxygène qui. par une altération de la matière azotée, donnât lieu à la génération spontanée des globules. Ils expliquèrent ainsi le contact nécessaire de l'air pour commencer la fermentation, contact qui devient inutile une fois qu'elle est établie.

Le Dr Shwann (1), appliquant le procédé d'Appert pour les conserves de substances organisées, démontra en 1837 qu'une liqueur fermentescible bouillie et mise en présence de l'air calciné se conserve sans fermentation et sans putréfaction (2). Le Dr Shwann conclut « que pour la fermentation alcoolique, comme pour la putréfaction, ce n'est pas l'oxygène, du moins l'oxygène seul de l'air atmosphérique qui les occasionne, mais un principe renfermé dans l'air ordinaire et que la chaleur détruit. »

Je rappelle ces recherches parce qu'elles établissent avec la 55e expérience que j'ai citée de M. Pouchet :

1° Que ce n'est pas l'air qui est le *primum movens* de la fermentation alcoolique, mais les séminules de la levûre qu'il transporte;

2° Que la levûre n'a pa besoin de l'air pour produire son action zymotique, ni pour la commencer, ni pour la continuer (3).

De ces deux points établis, il résulte que dans la fermentation alcoolique la levûre n'emprunte rien à l'air.

Il n'en est pas de même à l'égard du milieu liquide où elle végète,

---

(1) *Poggend. Ann.*, t. XLI, p. 184.

(2) Les résultats de M. Shwann furent confirmés par MM. Hure et Helmholtz.

(3) Je ne prétends pas dire que la présence de l'oxygène soit inutile à la vinification. M. Pasteur a en effet remarqué que le moût de vin fermente plus rapidement quand il est aéré; mais, dans ce cas, l'action de l'air est très-complexe, car elle porte d'abord sur les matières colorantes et le tannin, qui sont très-oxydables. Cette oxydation du moût de raisin (où la levûre vinique se développe d'elle-même) permet peut-être aux jeunes globules de se développer plus vite, en les faisant vivre soit dans un milieu plus propice, soit en présence de matières oxydées, qui leur cèdent plus facilement l'oxygène dont ils ont besoin, que la saccharose qu'ils sont obligés de décomposer. Quoi qu'il en soit, leur activité dans cette fermentation complexe se trouve accrue par l'aération. (Voy. *Études sur les vins*, de M. Pasteur; *Comptes rendus de l'Acad.*, t. XLVII. p. 936.)

car c'est lui qui l'alimente ; et, comme le *fermentum alcoolicum* agit à la condition de se développer et de se reproduire, il lui faut les éléments dont il est composé.

Or voici d'après M. Payen (1) la composition de la levûre cérévisique séchée à 100° :

Substances azotées, traces de soufre et de phosphore..	63
Cellulose, dextrine, sucre............................	23
Substances minérales (silice, phosphates, etc.).........	6
Matières grasses, huile volatile......................	2
	100

Elle renferme aussi un acide, qu'on retrouve dans l'atmosphère excrété par les cellules et dans leur intérieur, qui est probablement l'acide succinique.

La matière azotée, d'après M. Dumas, aurait une formule à peu près identique avec celle des matières albuminoïdes.

Il faut donc à la levûre trois aliments : des matières azotées, des matières non azotées, et des matières minérales.

M. Pasteur dans l'expérience suivante a démontré la nécessité de ces aliments variés pour le développement de la levûre. «Dans une solution de sucre candi pur, dit-il, je place d'une part un sel d'ammoniaque, d'autre part, la matière minérale qui entre dans la composition de la levûre de bière (cendres de levûre), puis une quantité pour ainsi dire impondérable de globules de levûre fraîche. Chose remarquable, les globules semés dans ces conditions se développent, se multiplient, et le sucre fermente, tandis que la matière minérale se dissout peu à peu et que l'ammoniaque disparaît. En d'autres termes, l'ammoniaque se transforme dans la matière albuminoïde complexe qui entre dans la constitution de la levûre, en même temps que les phosphates contenus dans la cendre de levûre donnent aux globules nouveaux leurs principes minéraux. Quant au carbone, il est évidemment fourni par le sucre.

---

(1) *Chimie industrielle*, t. II, p. 297, 4ᵉ édit.

«Vient-on à supprimer, dans la composition du milieu, soit la matière minérale, soit le sel d'ammoniaque, soit ces deux principes à la fois, *les globules semés ne se multiplient pas du tout, et il ne se manifeste aucun mouvement de fermentation* » (1).

C'est donc au sucre que la levûre emprunte sa cellulose et ses matières grasses.

D'après cela, il est facile de s'expliquer ce qui se passe quand on met de la levûre dans une solution de sucre pur. Alors elle ne peut tripler, faute d'aliment azoté, comme dans la cuve du brasseur; le contraire arrive : une partie de la levûre (les deux cinquièmes environ) meurt et se décompose pour servir d'aliment azoté aux globules plus jeunes qui continuent à végéter en faisant fermenter la liqueur. Si, au contraire, la levûre est placée dans une solution très-pauvre en sucre, elle vit d'abord aux dépens de sa substance hydrocarbonée en continuant à fournir les produits de la fermentation alcoolique, et elle ne tarde pas à périr pour subir la putréfaction (2).

Les produits constants de la fermentation alcoolique ne sont pas, comme on l'a cru jusqu'à M. Pasteur, simplement de l'alcool et de l'acide carbonique, il y a en outre formation de glycérine et d'acide succinique, puis de matières grasses que la levûre s'assimile avec une petite quantité de sucre qu'elle convertit en cellulose (3).

D'après M. Pasteur, dans la fermentation normale l'acide produit serait toujours de l'acide succinique et non, comme on l'a cru, de l'acide acétique ou de l'acide lactique. L'acide acétique ne prendrait naissance que quand la fermentation a lieu au contact de l'air, et l'acide lactique lorsque concurremment à la levûre cérévisique, il se développe aussi de la levûre lactique.

M. Pasteur a trouvé que sur 100 parties de saccharose, il y en a environ 95 qui peuvent être considérées comme se dédoublant en alcool et en acide carbonique.

---

(1) Pasteur, *Comptes rendus*, t. XLVII, p. 1011, novembre 1858.

2 Pasteur. *Comptes rendus*, t. XLVIII, p. 640, mars 1859.

(3, Pasteur, *Comptes rendus*, t. XLVI, p. 179, et t XLVII, p. 857.

Des cinq autres, quatre produisent de l'acide succinique, de la glycérine et de l'acide carbonique suivant cette équation :

$$49\,C^{12}H^{11}O^{11} + 109\,HO = 12\,C^{8}H^{6}O^{8} + 72\,C^{6}H^{8}O^{6} + 30\,C^{2}O^{4}$$

saccharose.   eau.   ac. succiniq.   alcool.   ac. carbon.

Le Dr Monoyer (1) a traduit cette équation par celle-ci qui serait plus simple :

$$4\,C^{12}H^{12}O^{12} + 6\,HO = C^{8}H^{6}O^{8} + 6\,C^{6}H^{8}O^{6} + 2\,C^{2}O^{4} + O^{2}$$

Elle conserve le même rapport entre l'acide succinique, la glycérine et l'acide carbonique. Quant à l'oxygène en excès, il pense qu'on pourrait admettre qu'il sert à la respiration des globules de levûre. Mais, sans chercher à voir la vérité absolue dans une équation approchée, si nous nous contentons des résultats donnés par l'expérience, nous voyons que 100 parties de saccharose ou ce qui est la même chose 105,36 de glycose, donnent environ :

Alcool	51,11
Ac. carbonique	48,89
Ac. succinique	0,67
Glycérine	3,16
Cellulose, matières grasses et substances indéterminées	1,00
	105,36

D'ailleurs ces résultats peuvent varier dans de petites limites. Et l'observation a démontré que la quantité de glycérine et d'acide succinique est d'autant plus grande, que la fermentation est plus lente et que la levûre est moins active.

Comment interpréter la formation de ces produits ? Il me parait difficile de refuser une action directe à ces organismes-ferments qui donnent naissance à des produits plus simples et plus complexes

---

(1) *Des Fermentations* ; Strasbourg, 1862.

que la glycose ; car nous avons vu qu'ils fabriquent de la matière protéique avec du tartrate d'ammoniaque et des cendres minérales. On peut donc admettre avec M. Pasteur que ces organismes respirent l'oxygène du corps fermentescible; d'où une rupture d'équilibre dans les molécules de glycose (1).

Deux faits confirment cette manière de voir. M. Pasteur a reconnu que la levûre, à la manière des végétaux inférieurs, peut vivre avec le concours de l'oxygène libre ; elle se reproduit alors avec tant d'abondance qu'il semble que ce soit là sa condition normale, mais alors elle agit peu comme ferment ; privée d'oxygène libre, elle possède au contraire un pouvoir zymotique dix fois plus grand. Elle aurait donc deux genres de vie, l'un comme les plantes qui vivent à l'air, l'autre comme ferment, vivant alors en l'absence d'oxygène libre et l'empruntant au sucre où il est combiné.

D'une autre part, M. Dubrunfaut (2) a trouvé que dans la fermentation, la quantité de calorique développée représente les 0,134 de celle que donnerait le même poids de gaz acide carbonique, produit par la combustion directe du carbone.

Il y a, par conséquent, dans la fermentation alcoolique un organisme qui s'assimile et se désassimile les matériaux qui servent à lui fournir des aliments plastiques et des aliments de chaleur. C'est donc un phénomène de l'ordre biologique qui a pour résultat une action chimique ; or ce qui caractérise la fermentation, ce n'est pas le produit chimique, mais les conditions toutes particulières qui s'observent quand il y a une action vitale en jeu, telles sont les influences du milieu qui favorisent la fermentation ou l'entravent, suivant que l'organisme-ferment rencontre toutes les conditions physiologiques de son développement, ou les conditions morbides qui le troublent ou l'arrêtent ; c'est ainsi que les acides en excès ou certains acides en petite quantité, comme l'acide prussique et l'acide oxalique (Quévenne), les sels solubles de mercure, de plomb, de cuivre (Quévenne et Berthelot), les sulfates de fer et de zinc

---

(1) Pasteur, *Comptes rendus*, t. LII, p. 1260, juin 1861.

(2) *Compt. rend.*, t. XLII, p. 915; 1856.

(Wagner) empêchent que la fermentation ne s'accomplisse en agissant sur la vitalité du ferment.

Enfin la spécificité de la levûre dans la fermentation alcoolique est telle que M. Pasteur à pu dire : « Jamais le sucre n'éprouve la fermentation alcoolique sans que des globules de levûre (1) soient présents et vivants, et réciproquement, il ne se forme de globules de levûre de bière sans qu'il y ait présence de sucre ou d'une matière hydrocarbonée et sans qu'il y ait fermentation de ces matières. »

Il me reste un dernier point à traiter, c'est celui de la matière fermentescible.

Je ne parlerai ici que des sucres qui sont susceptibles d'éprouver la fermentation alcoolique. Ces sucres présentent deux séries, dans chacune, ils sont isomères, dans les deux, ils diffèrent par un équivalent d'eau qui est en moins pour les sucres qui ne sont pas directement fermentescibles.

Sucres immédiatement fermentescibles.	*Sucres médiatement fermentescibles.*
$C^{12}H^{12}O^{12}$	$C^{12}H^{11}O^{11}$
1. Glycose (sucre de raisin, d'amidon).	1. Saccharose (sucre de canne).
2. Levulose ou glycose de fruits (sucre incristallisable).	2. Mélitose.
3. Maltose ou glycose de malt.	3. Tréhalose et mycose.
4. Lactose ou glycose lactique.	4. Mélézitose.
5. Saccharose intervertie (mélange à équivalents égaux de glycose et de levulose).	5. Lactine (sucre de lait).

Je n'ai rien à dire de la première série, si ce n'est que parmi ces glycoses, la première est plus facilement modifiée que la

---

(1) A cette époque, M. Pasteur avait remarqué une différence entre la levûre de bière et celle du vin, mais elle ne lui paraissait pas suffisante pour établir deux espèces. Depuis, M. Pasteur a déterminé la fermentation alcoolique avec le *mycoderma vini* (fleur du vin, végétal, dont la levûre vinique est probablement le tubercule ou turio-bulbe. (Voy. *Bullet. de la Société de chimie de Paris,* 3° série, 1862, p. 66.)

deuxième, aussi dans la fermentation de la saccharose intervertie, la levûre commence-t-elle par faire fermenter la glycose avant la levulose, en manifestant ainsi un choix dans son aliment hydrocarboné, c'est la fermentation élective de M. Dubrunfaut (1).

Quand à la seconde série, on pourrait y ajouter les substances hydrocarbonées de la formule $C^{12} H^{10} O^{10}$, comme l'amidon, la dextrine, les gommes, la matière glycogène, etc., qui sont médiatement fermentescibles,

Comment les substances médiatement fermentescibles deviennent-elles immédiatement fermentescibles?

De la glycosification. — Dans les deux séries que j'ai données, on remarque deux types : la glycose et la saccharose.

Ces deux sucres, qui ne diffèrent que par un équivalent d'eau, se comportent d'une manière très-différente, qu'on les examine soit au point de vue physique, soit au point de vue chimique.

Tandis que la saccharose cristallise facilement et peut par cela même être obtenue chimiquement pure, la glycose cristallise difficilement et confusément. Inégalement solubles, inégalement sucrés, ces deux sucres se combinent différemment avec les bases.

Tandis que la saccharose se présente comme un produit organique toujours identique, la glycose présente des différences suivant son origine et selon les produits auxquels elle est mélangée en si faible quantité que ce soit ; elle semble un intermédiaire entre la forme minérale et la forme organisée ; enfin c'est *une substance organisable.*

C'est pour cette raison qu'elle est assimilable et directement fermentescible.

La saccharose se convertit en glycose par l'ébullition de sa dissolution, par l'action des acides étendus et aussi sous l'influence de substances azotées altérées. En raison de cette conversion facile qui s'opère par hydratation, on pourrait considérer le sucre cristallisable comme une substance polymorphe devenant amorphe ou vitreuse par la chaleur, monobasique ou bibasique quand elle a la

---

(1) *Compt. rend.*, t. XXV, p. 307, et t. XLII, p. 901.

formule $C^{12}H^{11}O^{11}$, et sesquibasique quand elle est représentée par : $C^{12}H^{12}O^{12}$.

Malheureusement pour l'industrie, on n'a pas encore trouvé le moyen de faire passer la glycose à l'état de saccharose, et celle-ci ne se convertit que trop facilement en sucre incristallisable. La cellulose, la dextrine, les gommes, la matière glycogène, l'inuline et toutes ses substances hydrocarbonées que l'on représente par la formule : $C^{12}H^{10}O^{10}$, peuvent également se convertir en glycose, quand on les soumet à l'action de l'acide sulfurique étendu.

Se passe-t-il ici un simple phénomène d'hydratation? Je crois qu'il faut dire quelque chose de plus, et ici je m'empresse de donner raison à Raspail sur la façon dont il a envisagé la question des fécules et des sucres ; car c'est lui qui le premier a insisté pour que l'on reconnaisse un commencement d'organisation et la présence nécessaire de matières minérales, dans la cellulose, les gommes et les fécules. Il me semble donc rationnel d'expliquer la transformation de ces substances en glycose par une action désorganisatrice de l'acide sulfurique d'abord, puis ensuite par leur hydratation ; ce qui confirme cette manière de voir, c'est que l'action désorganisante de la chaleur sur les grains de fécule, les convertit en dextrine, et Raspail a parfaitement établi l'analogie des gommes avec la dextrine qu'il considère comme la plus pure des gommes.

Parmi les substances hydrocarbonées que je viens de citer, l'amidon (ainsi que la matière glycogène du foie) est susceptible de se transformer en glycose, sous l'influence d'une matière azotée spéciale, la diastase. Cette transformation des fécules en sucres par la diastase, est considérée comme une fermentation, et même cette substance azotée, soluble, et par conséquent non organisée, est regardée par M. Berthelot comme le type des ferments.

---

(1) *Nouveau syst. de chim. organ.*, t. III, 1re div., 2e édit. ; Paris, 1838.

CHAPITRE VI.

De la diastase et de son action digestive mais non fermentative.

Kischoff, le premier (1), observa que le gluten transforme l'amidon en sucre. En 1832, M. Bouchardat démontra que la partie du gluten soluble dans l'alcool, la glutine et l'albumine végétale altérées sont des ferments de saccharification dans la germination de l'orge. Enfin, MM. Payen et Persoz (2) isolèrent de l'orge germée, le ferment en question, et l'appelèrent *diastase*.

1° Elle est soluble dans l'eau et l'alcool, faible, neutre et sans saveur marquée (3).

2° Elle n'est pas précipitée par le sous-acétate de plomb.

3° Entre 70 et 80° (d'après M. Dumas) 5 parties de diastase dissolvent 1,000 parties d'amidon, et celui-ci se transforme en dextrine et en sucre.

Mais, d'après M. Guérin, voici deux expériences qui précisent davantage la quantité de sucre produite :

Température de 70 à 75°.	Eau, 1,000; diastase, 1,7; sucre, 17.
100 part. d'amidon.	
Température de 60 à 65°.	Eau, 3,900; diastase, 6,13; sucre, 87.

Dans ces deux expériences on voit que la quantité de fécule changée en glycose est en rapport avec la quantité de diastase employée, et qu'en réalité la diastase ne transforme en sucre que 10 à 15 fois son poids.

4° Quand la diastase a agi, on trouve qu'elle a perdu sa propriété spécifique et que sa nature chimique est changée.

---

(1) *Nouveau syst. de chim., de phys.*, etc.; t. LXXIV, p. 199; 1812.

(2) *Ann. de chim. et de phys.*, t. LIII, p. 73, et t. LVI, p. 327.

(3) Dumas, *Traité de chimie*, t. VI, p. 101 et suiv.

5° Selon M. Bouchardat (1) certaines substances qui s'opposent à la fermentation alcoolique n'ont aucune influence sur la fermentation dite glycosique ; telles sont l'acide prussique, les sels mercuriels non caustiques, l'alcool, l'éther, le chloroforme, le créosote, les essences de girofle, de térébenthine, de citron, de moutarde, etc. ; au lieu que les acides citrique, tartrique, oxalique, etc., qui ne font que contrarier un peu la fermentation alcoolique, ont le pouvoir de paralyser entièrement l'action de la diastase.

6° La diastase d'origine végétale n'est pas la seule, M. Mialhe l'a retrouvée dans la salive; MM. Bouchardat et Sandras, dans la fluide pancréatique. Enfin, d'après M. Bouchardat, on peut convertir l'amidon en sucre en l'abandonnant avec toute matière albuminoïde en voie de décomposition, telle que chair putréfiée, membranes animales, albumine altérée, levûre de bière, etc., et dans ces matières M. Bouchardat *n'a pu découvrir de diastase*. Magendie a également trouvé que *tous les liquides de l'économie* peuvent jouer le rôle de diastase.

7° M. Bouchardat, en opérant à 60° avec une quantité de solution de diastase suffisante et parfaitement limpide, a vu l'empois d'amidon se dissoudre. Le liquide obtenu, parfaitement transparent, ne contenait au microscope que quelques débris insignifiants et non organisés, quand l'action n'avait pas langui.

8° L'action de la diastase est favorisée par un milieu légèrement alcalin et entravée dans les milieux acides. Aussi la digestion des féculents se fait-elle dans l'intestin grêle ; et si elle s'opère facilement dans l'estomac sous l'influence de la diastase salivaire, malgré l'acidité du milieu, c'est que le suc gastrique ne renferme pas d'acide libre (2).

9° Tandis que l'acide sulfurique (et tous les acides) transforme l'amidon en dextrine, puis en glycose lentement, mais en totalité, la diastase dissout rapidement l'empois (en le transformant aussi en

---

(1) *Compt. rend.*, t. XX, p. 107 (1845), et *Ann. de chim. et de phys.* (3), t. XIV, p. 61.

(2) Longet. *De la Digestion*, p. 226.

dextrine), mais elle ralentit son action à mesure que la quantité de glycose augmente, de telle sorte que, pour transformer complétement de l'amidon en glycose, il faut l'action simultanée de la diastase et de la levûre, celle-ci faisant fermenter la glycose à mesure qu'elle est produite. Enfin l'action de la diastase diffère encore de celle des acides, en ce qu'elle n'a aucune action sur la saccharose.

D'après ces caractères, la diastase n'est ni un ferment organisé, ni un dissolvant à la façon des acides ; est-ce un ferment soluble?

Nous sommes obligés de revenir à la théorie mécanique de M. Liebig. Quant à celle de Berzelius (catalyse), elle n'est pas plus applicable à la diastase qu'à la levûre, puisque dans les deux cas, l'altération de l'une comme la nutrition de l'autre empêchent d'invoquer une simple action de présence.

Ou bien nous pouvons identifier les ferments solubles aux ferments-organismes, comme l'a fait M. Monoyer (1). «L'analogie, dit-il, entre ces deux classes de fermentations pourrait même être poussée jusqu'à l'identité. En effet, les ferments solubles, pas plus que les ferments insolubles, ne sont des composés chimiques définis ; ils sont formés par la *dissolution* réciproque et complexe de principes immédiats appartenant à trois ordres différents (principes minéraux, principes organiques cristallisables, et principes organiques incristallisables ; d'autre part, ils ont appartenu à des êtres vivants, ils ont même été produits par la vie de ces êtres. Or ces caractères sont pour M. Robin ceux de la substance organisée : c'est même là, suivant le savant professeur d'histologie, le fait d'organisation le plus simple.....

«Si le ferment soluble est une substance organisée, il ne saurait répugner à l'esprit d'admettre que cette substance jouit de la propriété vitale la plus simple, celle qui consiste dans un double mouvement d'assimilation et de désassimilation, c'est-à-dire de combinaison et de décombinaison, la nutrition en un mot.

«Dès lors, il ne resterait plus qu'une seule différence entre les

---

(1) *Des Fermentations*, p. 89; Strasbourg, 1862.

fermentations à ferment insoluble et celles à ferment soluble ; les premières seraient déterminées par des êtres organisés ; les secondes, par de la substance organisée ; mais, dans les deux cas, on pourrait dire que la cause première de la fermentation est un acte vital.

« On s'expliquerait ainsi pourquoi les ferments solubles deviennent inactifs, au fur et à mesure qu'ils exercent leur action ; c'est qu'on ne leur fournit pas les aliments nécessaires à leur nutrition. »

Je crois qu'on peut avoir recours à une théorie chimique qui est préférable à la théorie mécanique de M. Liebig, et comme la théorie chimique que je vais développer me semble suffisante, je n'irai pas si loin que M. Monoyer, en identifiant l'action chimique des substances organisables avec celle des êtres organisés.

Au point de vue chimique où je me place, les ferments solubles en question ne sont pas des ferments, ce sont simplement des liquides organiques, déjà chimiquement indéfinis, mais qui tendent à le devenir plus encore pour s'organiser. Avec l'auteur que je viens de citer, j'admets qu'ils sont formés par la dissolution réciproque et complexe de principes immédiats appartenant à trois ordres différents. Envisagées de cette manière, ces substances organisables peuvent agir à deux titres : 1° comme menstrues, 2° comme aliments.

A. *Du pouvoir dissolvant des liquides organiques.*

Nous savons que, dans les principes immédiats ternaires, il en est un grand nombre qui jouissent de la double propriété de dissoudre et de dissimuler les oxydes minéraux, telle est la glycose. Cette faculté explique son retour facile à l'état de gomme et de cellulose, celles-ci contenant toujours des oxydes terreux.

C'est ce pouvoir dissolvant qui se montre encore plus grand dans es substances quaternaires (matières protéiques), que l'on peut invoquer pour expliquer l'action de la diastase sur la fécule. Celle-ci, en effet, est une substance organisée, mais dont l'organisation, aussi simple que possible, offre peu de résistance aux altérants les plus faibles (acides faibles et dilués, insolation). La diastase, en présence de la fécule hydratée (empois), la dissout rapidement, parce qu'elle désorganise les enveloppes rudimentaires qui protégent la dextrine contenue par les grains et les granules. Ces enveloppes représentent de la cellulose aussi désagrégée que possible (1), et la diastase peut facilement l'attaquer, en lui empruntant les matières minérales qui servent à lui donner sa forme organisée ; dès lors la fécule retourne à l'état de substance organique. Ce que la diastase a fait pour la fécule, elle le fait encore pour la dextrine, à laquelle elle enlève les traces d'oxydes terreux qui lui conservent la forme d'une substance organisable, et alors apparaît la glycose qui rentre dans l'ordre des substances organiques pouvant cristalliser.

Mais, si la quantité de glycose augmente, en se mélangeant avec la diastase, elle l'éloigne de son type prochain qui est celui d'une substance organisable ; alors le pouvoir dissolvant se trouve paralysé jusqu'à ce que cet excès de glycose disparaisse.

L'action de la diastase, au contraire, continue-t-elle, il arrive un moment où elle est épuisée, c'est parce qu'elle est saturée de matières inorganiques ; alors elle tend à devenir coagulable.

Dans cette dissolution, c'est l'eau qui est le véhicule de la dextrine et de la glycose produites, c'est la diastase qui est le dissolvant des matières minérales qui concouraient à la forme organisée de la fécule. Le phénomène est donc complexe, et c'est ce qu'on peut appeler une *digestion*.

La diastase agit par conséquent à la façon des acides sur la fécule, mais ceux-ci ont un pouvoir désorganisateur plus grand, aussi attaquent-ils les gommes et la cellulose agrégée, et ce pouvoir désorganisateur résulte de leur avidité pour les oxydes terreux qu'ils accaparent.

Si la diastase a une action moins étendue que les acides, elle n'en est pas moins bien appropriée à la germination, et, dans le maltage

---

(1) La diastase n'attaque pas sensiblement la cellulose, fortement agrégée.

de la bière, elle joue un double rôle comme agent de saccharification et comme aliment du ferment alcoolique.

En considérant la diastase comme un dissolvant qui tend à devenir
un aliment plastique, soit pour l'embryon de la graine, soit pour
les ferments-organismes, je rejette sa qualification de *ferment*. Je
n'admets donc pas la fermentation glycosique des substances amy-
loïdes, mais simplement leur *digestion glycosique*.

B. *De la digestion glycosique des saccharoses.*

On admet aussi une fermentation pour expliquer la transformation des saccharoses en glycose, et par suite, un ferment soluble
qui, selon M. Berthelot (1), est contenu dans la partie soluble de la
levûre de bière.

On sait que cette partie soluble offre une réaction acide; or tout
porte à croire que cette acidité n'est pas due à un acide libre, mais
à un acide combiné à la matière protéique.

De même que la glycose dissout des bases en dissimulant leurs
propriétés, et des acides pour former des acides complexes,
comme l'acide sulfoglycosique, de même les matières protéiques se
combinent à des acides pour former des acides complexes, comme
l'acide chlorhydropeptique de Schiff, et sulfoprotéique de Mulder ; et
d'après Schmidt, ces acides complexes demandent autant de bases
pour être saturés, que l'acide anorganique qui entre dans leur composition. Guidé par cette analogie entre la matière soluble de la
levûre et la combinaison de pépsine et d'acide qui fait le suc gastrique (analogie d'autant plus séduisante que le suc gastrique inter-
vertit le sucre de canne (2) comme le ferment soluble supposé), j'ai
cherché à la vérifier.

Depuis longtemps on pensait que l'inversion de la saccharose, en
présence de la levûre, était due à son acidité. Mais M. Berthelot

---

(1) *Compt. rend.*, t. L. p. 980; 1860.
(2) Longet, *De la Digestion*, p. 226.

détruisit cette opinion en disant que l'inversion s'effectue également lorsqu'on neutralise préalablement cette acidité par un carbonate alcalin.

La question est de savoir si M. Berthelot a neutralisé seulement l'acide libre (acide succinique, acide acétique) que contient la matère soluble de la levûre, ou s'il a neutralisé complétement l'acide acido-protéique que peut représenter cette matière.

J'ai donc mis un léger excès de carbonate alcalin dans l'eau de lavage de la levûre de bière, et j'ai donné à la réaction le temps de se faire, en agitant du reste plusieurs fois.

Dans ce cas, la liqueur ne m'a pas paru intervertir le sucre de canne (1).

Pour M. Berthelot, le rôle de ce ferment se bornerait à intervertir 5 à 10 fois son poids de saccharose; il ne déterminerait pas d'ailleurs le développement immédiat d'organismes et ne provoquerait pas la fermentation alcoolique.

Mais, en admettant la spécificité de ce ferment, on reste embarrassé pour expliquer l'inversion du sucre cristallisable par les acides minéraux et organiques, dilués et faibles; l'eau même (lorsqu'elle n'est pas parfaitement pure), avec l'aide de la chaleur, produit cette inversion.

Ce phénomène serait donc encore dû à une action catalytique, si toutefois les choses se passent comme dans cette équation :

$$2\,C^{12}H^{11}O^{11} + H^2O^2 = C^{12}H^{12}O^{12} + C^{12}H^{12}O^{12}$$
$$\underbrace{\qquad}_{\text{saccharose.}} \quad \underbrace{\quad}_{\text{eau.}} \quad \underbrace{\quad}_{\text{glycose.}} \quad \underbrace{\quad}_{\text{lévulose.}}$$

Il y a cependant une explication qui embrasse tous les cas d'inversion, c'est celle qui suppose à la saccharose un penchant à la forme organisable. Or, toutes les fois que le sucre cristallisable est en présence de faibles quantités d'acides, il se forme un analogue de

---

(1) Je n'ai pu faire cette expérience avec le polarimètre; j'ai eu recours simplement à la liqueur de Bareswill.

l'acide sulfo-saccharique, et ce produit complexe, par son mélange avec la majeure partie de la saccharose, tend à lui faire perdre ou à diminuer sa tendance à une cristallisation définie; alors l'inversion se fait sous la double influence des affinités que le sucre possède à l'égard du composé acide et à l'égard de l'eau qui vient modifier son état moléculaire par une hydratation.

D'après cette théorie, la glycose serait de la saccharose hydratée simplement et capable encore d'affecter une forme cristalline. Elle pourrait par suite être purifiée, tandis que la lévulose serait un mélange de glycose avec de faibles quantités de substances étrangères, mélange incristallisable et jouissant d'un état moléculaire particulier comme l'accuse sa propriété lævogyre.

Je subtitue donc à la dénomination de fermentation glycosique des saccharoses celle de *digestion glycosique des saccharoses.*

En faisant l'histoire du *fermentum alcoolicum,* et celle des transformations du sucre, j'ai cherché à établir d'une part le rôle et la nature du ferment alcoolique selon les idées de M. Pasteur, de l'autre, la distinction que l'on peut faire entre les fermentations et les digestions; à l'appui de cette distinction, je vais maintenant rappeler brièvement les ferments dont la fonction et l'organisation sont actuellement connues; j'aborderai ensuite la discussion des transformations qu'on a attribuées à des ferments solubles, et je prendrai pour type de ces transmutations la digestion gastrique.

CHAPITRE VII.

Des ferments en général.

«Si la fermentation, dit Liebig (1), était l'effet d'une activité vitale, les agents fermentatifs devraient nécessairement présenter une forme organisée, dans tous les cas où il se produit une fermenta-

---

(1) *Lettres sur la chimie,* 1845, p. 211.

tion. » Telle est la proposition qu'il est aujourd'hui facile de démontrer par des preuves suffisamment nombreuses. A l'époque où Liebig parlait, ces preuves n'existaient pas encore, sans quoi elles auraient certainement convaincu un esprit aussi émérite que le sien; voici d'ailleurs comment il s'exprimait au sujet des organismes-ferments : « Je ne dois pas, dit-il (1), terminer ces longues considérations sur les phénomènes si remarquables qui se produisent après la mort des végétaux et des animaux, sans dire un mot de l'opinion que quelques naturalistes, notamment certains médecins, professent sur les causes qui les déterminent.

« Les savants dont nous parlons regardent la fermentation ou la résolution des atomes organiques végétaux, en combinaisons plus simples, comme l'effet de l'activité vitale de végétaux particuliers; et la putréfaction qui, dans les substances animales, est l'analogue de la fermentation, comme le résultat du développement ou de la présence d'animalcules.

« D'après eux, la décomposition de l'atome de sucre en alcool et en acide carbonique a lieu à la suite du développement d'une plante d'un ordre inférieur, d'un véritable champignon qui constitue le ferment ; d'un autre côté, ils attribuent la putréfaction des substances animales aux actes vitaux ou au développement d'animalcules microscopiques que l'on rencontre la plupart du temps dans ces substances.

« S'il était vrai que ces phénomènes de métamorphose fussent déterminés par le ferment ou par ces animaux, de telle sorte que le sucre servit d'aliment aux champignons du ferment, et que les substances animales en putréfaction servissent de nourriture aux animalcules, voici la conclusion à laquelle on se trouverait nécessairement conduit : ou bien les combinaisons nouvelles, formées pendant la fermentation et la putréfaction, ont véritablement été produites par les fonctions vitales de ces plantes ou de ces animaux, et peuvent alors se comparer aux excréments liquides, solides et gazeux des

---

(1) Liebig, *Lettres sur la chimie*, p. 207.

végétaux et des animaux supérieurs; ou bien la force qui maintient
la constitution des atomes organiques d'un ordre supérieur est dé-
truite par le contact de ces agens fermentatifs vivants, de sorte que
la force vitale qui agit dans ceux-ci, en venant se déployer vers
l'extérieur, trouble l'affinité chimique des atomes organiques et im-
prime une nouvelle direction à l'attraction des éléments de ces
atomes (1). Mais ces deux explications sont de pures hypothèses :
avant d'établir et d'admettre cette théorie de la fermentation, on
aurait dû commencer par la vérifier. Il ne suffit pas d'avoir con-
constaté l'existence de champignons ou d'animalcules microscopiques dans les matières en fermentation et en putréfaction pour
être en droit d'y voir une explication du phénomène. Il y avait une
question préalable à résoudre : il fallait d'abord s'enquérir de
quelle manière ces champignons et ces animalcules sont capables de
déterminer les effets qu'on leur attribue. Or, c'est ce qu'on n'a pas
encore fait. Avec cette hypothèse, la fermentation et la putréfaction
restent donc aussi inexplicables, aussi obscures qu'elles l'ont jamais
été. »

Nous savons déjà que penser de la fonction de la levûre : nous
allons voir maintenant si les travaux de M. Pasteur ne jetent pas
une égale lumière sur plusieurs fermentations.

Commençant par les ferments qui appartiennent au règne végétal
et qui se développent de préférence dans un milieu acide, je finirai
par ceux qui sont de nature animale et se développent plus volontiers dans les milieux alcalins.

Cette division répondra à celle qui est établie entre les fermentations et les putréfactions.

Nous avons vu que M. Pasteur a établi à l'égard de la levûre la
faculté qu'elle a de vivre soit en empruntant de l'oxygène à l'air,
soit en le soustrayant à la molécule de sucre. Le même organisme
peut donc vivre dans un milieu, soit gazeux, soit liquide, et donner

---

(1) Cette explication, qui est la théorie mécanique de Liebig adaptée ici à
l'ordre biologique, ne serait pas même bonne pour expliquer les phénomènes
de sympathie, à moins d'admettre les théories des magnétiseurs.

naissance à des produits différents; mais la fonction qui permet a ces êtres de vivre est toujours la même, elle produit de la chaleur par la combustion de leurs éléments hydrocarbonés.

Nous venons aussi de distinguer des fermentations dues à des organismes-ferments, les opérations que nous avons pu expliquer par des théories physico-chimiques, et ces dernières nous les avons appelées digestions.

Mais il y a des phénomènes plus simples que ceux de la fermentation et de la digestion, ce sont les phénomènes d'oxydation. Il importe de connaître leur nature pour interpréter leur rôle quand ils compliquent les autres phénomènes.

CHAPITRE VIII.

Distinction de la fermentation et de l'érémacausie.

L'oxydation résulte de la combinaison de l'oxygène avec les substances qui ont de l'affinité pour lui; elle produit toujours du calorique. Il y a ignition ou incandescence, lorsque le dégagement de chaleur s'accompagne de lumière; il y a combustion lente ou érémacausie, lorsque l'oxydation s'effectue à la température ordinaire, sans produire un grand dégagement de calorique.

Je n'ai à m'occuper ici que de l'érémacausie qui a du rapport avec les phénomènes de la vie.

Érémacausie. On sait que les substances solides desséchées ne sont pas oxydables; telle est la loi : *corpora non agunt nisi soluta* (1).

C'est à la forme liquide, qui permet au gaz de se dissoudre, qu'on doit attribuer l'oxydation des substances organiques qui sont dis-

---

(1) Le noir de platine, qui favorise les oxydations, doit en grande partie ce pouvoir, comme nous l'avons vu, à ce qu'il condense les gaz et les liquéfie, comme Liebig le dit.

soutes ou fluidiques (acides tannique et gallique, matières colorantes, matières albuminoïdes, huiles fixes et essentielles, éthers).

Mais on sait que la combustion des substances organiques ne se fait franchement qu'au degré de température où elles ne sont plus stables, c'est-à-dire lorsque leurs éléments sont prêts à divorcer pour manifester des affinités plus actives. Or, comment se fait-il qu'à la température ordinaire, ces mêmes affinités qui sont liées puissent se manifester? C'est que l'effet du calorique est à celui de l'électricité ce que l'indifférence est à la passion.

L'affinité chimique n'est pas en réalité une propriété inhérente à la substance, et qui conserve toujours la même intensité. Cette affinité, loin de rester toujours la même, peut s'affaiblir, comme elle peut décupler sa puissance si elle vient à être sollicitée. C'est ce qui arrive dans les modifications électriques que les corps peuvent subir.

L'alcool pur, qui ne s'altère pas à l'air, s'oxyde peu à peu, s'il contient en dissolution un alcali : il se forme alors de la résine, de l'acétate et du formiate. Dans ce cas, l'alcali sollicite l'affinité de l'élément hydrocarboné pour l'oxygène, et l'influence électrique de l'alcali persiste tant qu'il n'est pas neutralisé par les acides formés.

Ce qu'il y a de plus curieux dans ces modifications électriques des corps, c'est leur persistance lorsque la cause qui les a produites a disparu. Telles sont les propriétés nouvelles que l'oxygène semble acquérir, lorsqu'il est électrisé négativement. Cet oxygène, ainsi modifié, que l'on connaît sous le nom d'*ozone*, offre un pouvoir comburant bien plus énergique, et oxyde un grand nombre de corps simples et composés sur lesquels l'air n'a pas d'action.

C'est aussi cet ozone qui, d'après M. Shœnbein (1), détermine toutes les combustions lentes. Selon ce célèbre chimiste, l'oxygène ordinaire est une combinaison d'oxygène actif négatif (ozone) et d'oxy-

---

(1) *Rep. de chim. pure;* t. II, p. 155, 198, et t. III, p. 30, 241, 466.

gène actif positif (1) (antozone); sous l'influence de l'électricité l'oxygène se *polarise*.

Il faut donc pour qu'il y ait de l'oxygène polarisé, ou qu'il ait subi l'influence électrique d'une combinaison chimique, en train de s'opérer, ou que, sans combinaison chimique préalable, il rencontre les conditions physiques propres à le polariser.

M. Schœnbein a fait connaître toute l'importance chimique de cette polarisation de l'oxygène, en démontrant que, lorsqu'une matière s'oxyde au sein de l'eau, elle se combine à l'oxygène actif-négatif, tandis que l'oxygène actif-positif se combine à l'eau pour en faire de l'eau oxygénée.

C'est ce fait qui explique la curieuse propriété que possèdent certaines essences de devenir oxydantes par l'antozone qu'elles dissolvent lorsqu'elles ont commencé à s'oxyder par l'ozone. Aussi l'essence de térébenthine qui s'est oxydée à l'air, a-t-elle sur les miasmes une action comburante qui est incontestable, puisqu'elle oxyde alors, à l'abri de l'air, le mercure, la solution bleue d'indigo, le sucre même qu'elle transforme en acide oxalique (2) (comme le fait l'acide azotique).

Cette polarisation de l'oxygène, qui augmente puissamment son affinité, s'applique de la manière la plus satisfaisante au phénomène de combustion lente et de calorification que produisent tous les organismes.

En effet les organismes vivants, si simples qu'ils soient, au sein desquels il se passe des actions chimiques, sont dans les conditions les plus favorables pour polariser l'oxygène. Cette polarisation semble même la condition nécessaire de la vie, et celle-ci vient-elle

---

(1) Il serait peut-être plus rationnel de penser que, dans l'oxygène ordinaire, comme dans le morceau de fer doux de l'électro-aimant, il n'y a qu'un corps, mais que, sous l'influence d'un courant, ses atomes peuvent prendre des électricités de nom contraire.

(2) Berthelot, *Ann. de chim. et de phys.* (3), t. LVIII, p. 426.

a cesser, il suffit souvent de rétablir les conditions où s'opère la polarisation pour la voir renaître (1).

De ce qu'il y a une si grande similitude entre certaines actions
purement chimiques et d'autres qui sont entièrement liées à la vie,
ce n'est pas une raison pour confondre ces actions, cela justifie seulement cette loi :

« Nihil est in motu vitali, quod non prius fuerit in motu com-
« muni. »

Nous n'éliminerons donc pas des fermentations les phénomènes
qui peuvent s'expliquer par une combustion lente, toutes les fois que
nous pourrons constater que l'agent de cette combustion est un ferment, c'est-à-dire un organisme vivant.

CHAPITRE IX.

De la fermentation acétique.

Je crois avoir établi que le noir de platine agit d'abord physiquement en condensant les gaz, et par le fait de cette condensation,
en dégageant du calorique qui ouvre la scène aux actions chimiques.
Dès lors, il y a polarisation de l'oxygène, et le phénomène peut se
rapprocher des combustions lentes que l'on observe principalement
dans les corps vivants. Ce qui distingue donc les corps organisés de
l'action du noir de platine, c'est que, lorsqu'ils sont vivants, en
raison même des actions chimiques qui se passent en eux, ils ont la
faculté de produire d'emblée une action polarisante. Comme tout
corps organisé offre un tissu, on a été disposé à reconnaître aux tissus
exclusivement, la propriété de produire l'érémacausie ; mais, sans
dénier aux tissus leur propriété d'endosmose qui facilite ce phéno-

---

(1) M. Quévenne a rendu son activité à de la levûre inerte en lui faisant subir
l'action d'un courant électrique.

mène, je le subordonne à la vie, comme je l'ai dit pour la levûre qui, bien qu'organisée, peut être active ou inerte, et dans ce dernier cas peut retrouver son activité si on lui rend, avec la vie, la faculté polarisante.

Jusqu'à M. Pasteur, on croyait que l'acétification de l'alcool ou des liquides alcooliques pouvait se faire par une oxydation directe, telle qu'elle est traduite dans cette formule :

$$\underbrace{C^2H^6O^2}_{\text{alcool.}} + \underbrace{O^4}_{\text{oxygène.}} = \underbrace{C^4H^4O^4}_{\text{ac. acét.}} + \underbrace{H^2O^2}_{\text{eau.}}$$

Cette réaction se réalise, comme Davy, le premier, l'a reconnu, en présence du noir de platine, et Théodore de Saussure observa ensuite que l'acétification s'opère dans les conditions ordinaires sous l'influence d'une certaine matière azotée qui lui semblait agir comme le noir de platine.

Enfin, dans le procédé d'acétification de Schuzenbach, où l'on fait circuler, à plusieurs reprises, le liquide alcoolique sur des copeaux de bois de hêtre, on expliquait l'action en disant que «ces copeaux sont destinés à diviser le liquide et à multiplier le contact de l'alcool avec l'air, le bois contenant en outre une matière azotée qui détermine l'oxydation de l'alcool» (1). D'après Liebig, la fabrication instantanée du vinaigre «est tout simplement fondée sur la propriété que possèdent les substances en voie de décomposition d'augmenter l'attraction de tous les corps organiques et spécialement de l'alcool pour l'oxygène», et à propos du procédé de Schuzenbach il dit que, «lorsqu'on fait servir pour la première fois les appareils, on ajoute ordinairement à l'alcool de petites quantités de substances facilement décomposables, telles que la levûre de bière, du miel, du vin en train de se transformer en vinaigre. Mais la surface du bois ne tarde pas à entrer elle-même en voie d'oxydation, et le bois suffit dès lors pour transformer l'alcool en vinaigre, sans qu'il soit

---

(1) Pelouze et Frémy, *Chimie générale*, t. III, p. 118: 185

besoin du concours d'autres substances en voie de décomposition »(1).

M. Dumas, en 1843, était plus disposé à reconnaître l'existence d'un ferment organisé, déterminant l'acétification, qu'à ne voir dans ce phénomène qu'une oxydation simple et directe ; cependant, avec une juste réserve, il ajoutait à cette conclusion : « Il est de ces cas où sans doute une intervention mystérieuse encore de quelques matières organiques peut faire penser aux fermentations proprement dites: mais, tant qu'on n'aura pas montré les ferments dont il s'agit, isolés de toute autre matière, et produisant les phénomènes qu'on leur attribue, il pourra rester des doutes sur la réalité de leur existence » (2).

Du ferment acétique.

M. Pasteur, dans ses premières recherches sur les ferments, voulut se rendre compte de l'action de la fleur du vin, qu'il supposait être l'agent de l'acétification. Il fit développer cette espèce mycodermique sur divers liquides alcooliques au contact de l'air, et il n'obtint pas d'acide acétique. bien plus. quand il en ajoutait à la liqueur. il disparaissait peu à peu. et il s'exhalait de l'acide carbonique. Mais ce résultat n'était pas constant, et paraissait subordonné à l'état de vie et de santé du *mycoderma vini*.

Si le liquide alcoolique renfermait des phosphates et des matières albuminoïdes, la fleur du vin prospérait et couvrait toute la surface du liquide d'un voile de mucorée ; le produit de la combustion était alors de l'acide carbonique. S'il substituait au liquide qui avait produit ce voile de matière organisée, un autre liquide composé d'alcool pur et d'eau, le *mycoderma vini* ne pouvait plus se reproduire qu'à ses propres dépens, et passait alors de sa condition physiologique à une condition pathologique, ne transformant plus l'alcool et l'acide acétique en acide carbonique. Ce même végétal, doué

---

(1) J. Liebig, *Lettres sur la chimie*, 1845, p. 195.
(2) Dumas, *Traité de chimie*, t. VI, p. 341 : 1843.

d'une vitalité moins grande, avait une faculté d'oxydation plus faible, et transformait simplement l'alcool en acide acétique.

Prenant ensuite le *mycoderma aceti*, et le cultivant sans mélange sur des liquides alcooliques, M. Pasteur reconnut qu'il transformait constamment l'alcool en acide acétique, avec formation intermédiaire d'aldéhyde.

L'aldéhyde, l'acide acétique et l'acide carbonique, étant les trois termes de l'oxydation d'une molécule d'alcool par deux, quatre et douze molécules d'oxygène, ces trois produits peuvent donc être le résultat de la vitalité plus ou moins grande du *mycoderma vini*, comme les deux premiers résultent de la fonction calorifique moins grande de l'espèce *mycoderma aceti*.

M. Pasteur a reconnu que ces mycodermes ont besoin, pour agir, d'être à la surface du liquide et au contact de l'air. Aussi suffit-il de submerger le voile qui surnage pour arrêter l'acétification, jusqu'à ce qu'un nouveau voile se soit reformé. Ce qui prouve qu'ici la plante n'agit pas par l'intermédiaire d'une matière azotée sécrétée qui serait l'agent de la fermentation, mais *motu proprio*, c'est-à-dire parce qu'elle vit.

M. Pasteur a également prouvé que les copeaux de hêtre n'ont aucune action par eux-mêmes, et qu'ils ne font que servir de support au développement du *mycoderma aceti*. Car, si l'on fait couler goutte à goutte de l'eau alcoolisée sur des copeaux neufs, il n'y a point d'acétification ; celle-ci, au contraire, se produit si l'on trempe les mêmes copeaux dans un liquide qui soit recouvert d'une pellicule du *mycoderma*.

Enfin M. Pasteur (1) a découvert que les mycodermes ne sont pas des agents d'oxydation qui produisent exclusivement la combustion de l'alcool et celle de l'acide acétique, il a pu constater que ces mycodermes (ainsi que des mucédinées) peuvent porter l'action comburante de l'oxygène sur une foule de matières organiques (2).

---

(1) *Comptes rendus*, t. LIV (10 février), et t. LV (7 juillet); 1862.

(2) M. Blondeau (voy. *Comptes rendus*, t. LVII. p. 963, 1863) a fait un mémoire

En terminant son intéressant mémoire, M. Pasteur conclut à l'importance des infusoires dans les phénomènes d'érémacausie, et il ajoute : « Nous venons d'apprendre qu'il existe des cellules organisées qui ont la propriété de transporter l'oxygène de l'air sur toutes les matières organiques, les brûlant complétement avec un grand dégagement de chaleur ou les arrêtant à des termes de compositions variables. C'est l'image fidèle de la respiration et de la combustion qui en est la suite.

« Sous l'action de ces globules organisés que le sang apporte sans cesse dans les cellules pulmonaires, où ils viennent chercher l'oxygène de l'air pour les répandre ensuite dans toutes les parties du corps, afin d'y brûler à des degrés divers les principes de l'économie. »

Au sujet des ferments physiologiques, je chercherai à développer cette heureuse analogie.

CHAPITRE X.

Fermentation visqueuse (graisse des vins).

Les mêmes substances que nous avons vues aptes à subir la fermentation alcoolique sont susceptibles, sous l'influence de nou-

---

pour distinguer la fermentation acétique, de l'oxydation de l'alcool qui produit cet acide. Selon lui, le *mycoderma aceti* de M. Pasteur n'agirait qu'en qualité de membrane, et les membranes, en condensant l'oxygène de l'air, agiraient comme la mousse de platine ; d'une autre part, il admet une fermentation acétique des matières amylacées additionnées de caséum, sous l'influence des mycodermes, qui se développent et font passer le sucre à l'état d'acide acétique par un simple dédoublement. Mais il est certain que M. Blondeau n'a pu obtenir une fermentation que l'on puisse représenter ainsi :

$$\underbrace{C^{12}H^{12}O^{12}}_{\text{sucre.}} = \underbrace{3C^{4}H^{4}O^{4}}_{\text{ac. acétique.}}$$

Il est certain aussi qu'il a pu obtenir une de ces fermentations complexes où l'acide acétique se trouve au milieu des produits.

13

veaux ferments, de produire une substance mucilagineuse qui donne de la viscosité au liquide.

M. Pasteur (1) distingue deux ferments : l'un est constitué par de petites cellules réunies en chapelet, et d'un diamètre de $1^{mm},2$ à $1^{mm},4$, c'est le *fermentum gummo-manniticum*. C'est lui qui transforme la glycose en gomme et en mannite.

L'autre présente des globules plus gros et d'un aspect différent, c'est le *fermentum gummicum*. Il transformerait exclusivement la glycose en gomme, mais M. Pasteur n'est pas encore parvenu à l'isoler. Pour obtenir ce ferment ou ces ferments, il suffit de faire une décoction de levûre (Desfosse) (2) ou de gluten (3) (Favre). Dans cette décoction filtrée, on ajoute du sucre de manière que la liqueur marque de 6 à 8° au pèse-sirop, et on maintient la liqueur à une chaleur de 30°. Elle ne tarde pas à prendre de la viscosité, et, pendant l'opération, il se dégage un peu de gaz carbonique et de gaz hydrogène dans le rapport de 2 ou 3 d'acide pour 1 d'hydrogène. Mais l'hydrogène manque souvent, et paraît résulter d'une fermentation complexe.

« M. Péligot s'est assuré que, lorsque ce phénomène se présente, il se développe dans la masse un ferment en globules, très-analogue à la levûre de bière pour l'aspect microscopique. Une fois développé, ce ferment engendre à volonté la fermentation visqueuse dans les dissolutions sucrées auxquelles on l'ajoute, pourvu que la température soit favorable » (4).

Comme le fait remarquer M. Monoyer, il est probable que c'est le ferment observé par M. Péligot qui serait le *fermentum gummicum* de M. Pasteur. Et, à cause de sa ressemblance avec la levûre cérévisique, M. Berthelot (5) l'a considéré comme de la levûre de bière

(1) *Bull. de la Société de chim. de Paris*, 2ᵉ série, p. 30; 1861.

(2) *Journal de pharm.*, t. XV, p. 601.

(3) Et par conséquent avec toutes les substances qui contiennent de l'albumine végétale. (On sait que c'est en précipitant le gluten des vins blancs que le tannin prévient leur fermentation visqueuse.)

(4) Dumas. *Traité de chimie*, t. VI, p. 335.

(5) *Ann. de chim. et de phys.* (3), t. L, p. 352.

privée de la propriété d'exciter la fermentation alcoolique. Mais, si l'on vient à ajouter de la levûre pendant la fermentation visqueuse, la fermentation alcoolique se produit immédiatement ; ce qui laisse à penser qu'il n'y a pas eu, sous l'influence du milieu, une altération de la propriété des globules que M. Berthelot a considéré comme appartenant au *fermentum alcoolicum*, mais bien que le *fermentum gummicum* en diffère en propriété comme en espèce.

D'après M. Pasteur les seuls produits constants de la fermentation due au *fermentum gummo-manniticum* sont pour 100 parties de sucre de canne :

Mannite..................................	51,09
Matière gommeuse.........................	45,48
Acide carbonique.........................	6,18
Eau......................................	2,53
	105,28

Lorsque la fermentation n'est pas uniquement gummo-mannitique, mais que le *fermentum gummicum* la complique (ce qu'on reconnaît à la présence des gros globules) alors on trouve une proportion de gomme beaucoup plus forte. Enfin la matière gommeuse se rapproche beaucoup plus de la dextrine que de la gomme arabique, car l'acide nitrique la convertit en acide oxalique et non en acide mucique.

CHAPITRE XI.

Fermentation lactique.

Ce sont encore les glycoses qui donnent lieu à cette fermentation, mais ils y paraissent d'autant plus propres qu'ils subissent moins facilement la fermentation alcoolique, tel est le sucre de lait. Certains sucres, qui ne sont pas aptes à la fermentation alcoolique, le sont à la fermentation lactique, tels sont la sorbine, l'inosine, la mannite et la dulcite. Le ferment successivement observé par le Dr Remak, par MM. Blondeau et Luboldt, a été décrit par M. Pasteur (1). Il est constitué par des articles très-courts, un peu renflés aux extrémités, de 1^{mmm},67 de diamètre et présentant d'ailleurs les caractères généraux de la levûre de bière.

M. Pasteur a mis hors de doute la nature et l'action du *fermentum lacticum* par son double procédé d'ensemencement et d'alimentation dans une dissolution de sucre additionnée de sel ammoniacal, de phosphates et de carbonate de chaux.

Les conditions de viabilité de ce ferment sont pareilles à celles des précédents, si ce n'est qu'il a besoin d'un milieu absolument neutre, ce qui fait qu'on doit ajouter du carbonate de chaux dans la liqueur où l'on veut le produire. Toutes les matières azotées peuvent lui servir d'aliment, mais elles ont l'inconvénient de favoriser simultanément le développement de différents ferments. Aussi, pour l'obtenir pur, faut-il se servir du jus d'oignons, dont l'huile essentielle, sans lui nuire, paraît s'opposer à l'apparition des ferments alcooliques et butyriques. Cette fermentation lactique demande une température de 30 à 35°.

CHAPITRE XII.

Fermentation butyrique.

Les sucres et beaucoup d'autres substances organiques donnent naissance à l'acide butyrique. MM. Pelouze et Gélis (2), les premiers, l'ont distingué.

Ferment. — C'est M. Pasteur (3) qui a découvert le *fermentum*

---

(1) *Compt. rend.*, t. XLV, p. 913, et t. XLVII, p. 224.
(2) *Ann. de chim. et de phys.* (3), t. X, p. 454; 1844.
(3) *Compt. rend.*, t. LII, p. 344; 1861.

butyricum en 1861. Il le décrit ainsi : « Le ferment butyrique est constitué par de petites baguettes cylindriques, arrondies à leurs extrémités, ordinairement droites, isolées ou réunies par chaînes de 2, 3 ou 4 articles, et quelquefois même davantage. La largeur de ces bâtonnets est en moyenne de 2^{mmm} et la longueur des articles isolés varie entre 2^{mmm} et 20^{mmm}. Ces organismes s'avancent en glissant. Pendant ce mouvement, leur corps reste rigide ou éprouve de légères ondulations ; ils pirouettent, se balancent ou font trembler leurs extrémités ; souvent ils sont recourbés. Ces êtres singuliers se reproduisent par fissiparité... le ferment butyrique est donc un infusoire du genre Vibrion. »

Ce ferment se développe dans des conditions identiques à celles du ferment lactique. Mais ce qu'il y a de particulier pour le *fermentum butyricum*, c'est que l'oxygène de l'air le tue, comme cela a été démontré par M. Pasteur et vérifié par M. Balard (1). Ce ferment est donc un organisme qui vit uniquement aux dépens de l'oxygène combiné ; aussi se développe-t-il surtout dans les liquides où il rencontre des matières albuminoïdes déjà fermentées ou oxydées. Les substances fermentescibles sont l'acide lactique et les composés qui peuvent le produire (matières amylacées et sucrées) ; un grand nombre d'acides organiques comme les acides malique, tartrique, citrique, mucique, et enfin les matières protéiques.

Les produits de cette fermentation sont l'acide butyrique, l'acide carbonique et l'hydrogène. Ce dernier gaz semble prouver l'action réductrice ou désoxydante de ce ferment.

On peut réunir à la fermentation butyrique un groupe de fermentations analogues qui se produisent sous l'influence de ce même ferment ou sous celle d'autres infusoires. Les produits de ce groupe sont les acides gras de la série : $C^{2n}H^{2n}O^4$ qui correspond à la série des alcools : $C^{2n}H^{2n+2}O^2$.

---

(1) *Compt. rend.*, t. LIII, p. 1226.

CHAPITRE XIII.

Fermentation du tartrate de chaux.

Cette fermentation se rapproche de la précédente par la nature du ferment qui est un vibrion que l'oxygène tue également.

M. Pasteur (1) met du tartrate de chaux dans de l'eau bouillie contenue dans un vase à fermeture hermétique, il ajoute quelques millièmes de phosphate d'ammoniaque et de phosphates alcalins et terreux, ou de préférence à ces derniers des cendres d'infusoires. Il ensemence le tout avec des infusoires pris dans du tartrate de chaux qui a fermenté spontanément. Alors le ferment se multiplie peu à peu; le dépôt de tartrate de chaux se dissout progressivement jusqu'à ce qu'il n'en reste plus, et il succède un dépôt uniquement formé de cadavres de vibrions. Ceux-ci ont environ 1^{mmm} de diamètre, et leur longueur, variable, atteint jusqu'à 1 vingtième de millimètre. Il se reproduisent par fissiparité et offrent des mouvements rapides et flexueux. Dans ces conditions, le produit est principalement du butyrate de chaux.

M. Pasteur réalisa la même fermentation à l'air et avec de l'eau aérée; il reconnut que d'abord des infusoires comme le *monas* et le *bacterium termo* se développent et absorbent tout l'oxygène en dissolution dans le liquide, puis alors le ferment du tartrate de chaux se développe et vit à son tour, préservé qu'il est de l'action directe de l'oxygène; mais, dans ce cas, le produit de la fermentation déterminée par le ferment du tartrate de chaux, est du butyrate de chaux, et ce produit est à son tour décomposé par les infusoires qui occupent la couche supérieure du liquide où ils vivent avec le concours de l'air et en déterminant l'oxydation de leurs aliments en produits ultimes. Il en est de même pour le lactate de chaux (2).

----

(1) *Compt. rend.*, t. LVI, p. 416; 1863.

(2) Pasteur, *Compt. rend.*, t. LVI, p. 1193; 1863.

CHAPITRE XIV.

Fermentation ammoniacale.

Elle consiste dans la transformation en carbonate d'ammoniaque de l'urée, ou de l'urine qui la contient en dissolution avec des matières azotées.

Le ferment a été observé par M. Müller et par M. Pasteur (1) la même année; il est formé de chapelets de globules assez semblables à ceux de la levûre, mais bien plus petits; leur diamètre est d'environ $1^{\text{mmm}},5$.

Ce ferment se rencontre au milieu du dépôt blanchâtre qui se forme dans l'urine altérée. L'activité de la fermentation est en rapport avec la quantité de ferment (Müller); la température la plus favorable est de 35 à 40°.

Ce ferment n'est nullement apte, comme on l'a prétendu, à produire la fermentation alcoolique; mais, dans un mélange de sucre, de levûre de bière et d'urée, il y a en même temps fermentation du sucre et de l'urée; et on reconnaît qu'à côté de la levûre de la bière, il s'est produit des globules de levûre ammoniacale (Pasteur).

Ce ferment se développe plus facilement dans un milieu alcalin que dans un milieu acide; et les expériences de M. Van den Breck prouvent qu'il ne préexiste pas dans l'urine, mais qu'il y est apporté par l'air (2).

Dans cette fermentation, la moitié du carbone de l'urée fixe deux équivalents d'oxygène pour se transformer en acide carbonique, tandis que deux équivalents d'hydrogène se combinent à l'azote :

$$\text{Urée}: \begin{cases} C \\ C \ .. \\ H^4 \\ Az^2 \\ O^2 \end{cases} \begin{array}{|l} + O^2 \\ + H^2 \\ \hline \text{eau.} \end{array} = \underbrace{2\,AzH^4O,C^2O^4}_{\text{carbon. d'ammon.}}$$

---

(1) *Compt. rend.*, t. L, p. 849; 1860.

(2) Cela explique, d'une part, pourquoi la fermentation ammoniacale ne se

Cette réaction fait voir que l'urée, dans cette transformation, doit servir d'aliment de calorification à la levûre ammoniacale.

L'acide urique, l'allantoïne, l'alloxane, qui en s'oxydant peuvent donner de l'urée, sont aussi susceptibles de servir d'aliment au ferment ammoniacal ; mais les produits sont complexes. On peut également joindre à ces substances fermentescibles tous le amides connus qui, par leur composition, tendent à fixer de l'eau pour se transformer en sels ammoniacaux.

CHAPITRE XV.

De la fermentation putride.

Ce phénomène complexe qu'on appelle une fermentation putride, résulte de la réunion de plusieurs ferments et de plusieurs substances fermentescibles, elle a conséquemment pour produits des matières variées.

Tandis que les fermentations isolées que nous venons de rappeler transformaient des substances hydrocarbonées, comme les glycoses, ou quaternaires, comme l'urée, les fermentations complexes qu'on dit être putrides ont pour objet de transformer les substances qui sont organisées ou qui l'ont été, et c'est principalement au soufre et au phosphore qu'elles contiennent, que leur fermentation doit de développer des principes volatiles dont la fétidité est souvent d'une intensité effrayante.

Je ne suivrai pas la distinction admise par M. Monoyer (1) entre la fermentation putride et la putréfaction ; il définit la première : « l'ensemble des phénomènes qui s'observent dans la décomposition spontanée des substances albuminoïdes, lorsqu'elle a lieu à l'abri de

---

fait pas dans la vessie ; de l'autre, pourquoi elle s'y déclare souvent après le cathétérisme.

(1 Ouvr. cité. p. 85.

l'air, » et il appelle *putréfaction* la fermentation putride qui se complique d'oxydation à l'air ou de combustion lente. Depuis les récents travaux de M. Pasteur, cette distinction ne peut plus être admise ; car, en instituant des expériences où il a pu séparer les phénomènes d'érémacausie chimique de ceux de la fermentation, il a prouvé qu'en l'absence d'infusoires, l'oxydation directe ou spontanée des matières organiques est excessivement lente. Or ces phénomènes d'oxydation directe, qui sont subordonnés aux actions chimiques et non aux actions vitales, confirment par leur extrême lenteur cette proposition de M. Pasteur : « que, sans la vie qui succède à la mort pour transformer les dépouilles mortelles des êtres qui vivent sur terre, le sol se trouverait encombré de cadavres. » La conservation si parfaite des pièces anatomiques que Ruysh avait su obtenir, et qui a fait dire à Fontenelle : « qu'il éternisait la mort, » cette inaltérabilité des corps organisés placés dans les conditions voulues (1), donne la mesure de la force destructrice de l'érémacausie, phénomène que l'on connaissait avant Liebig sous le nom de *momification*. La putréfaction et la momification sont donc des phénomènes tout à fait distincts.

Des ferments putrides. — Ce sont une foule d'infusoires végétaux

---

(1) M. Pasteur (voy. *Compt. rend.*, t. LVI, p. 738) a présenté à l'Académie des ballons contenant du sang et de l'urine (non bouillis, mais en présence d'air privé de germes) depuis quarante-sept et quarante jours ; il n'y avait aucune putridité, et cependant ces liquides avaient été constamment exposés à une température de 30°. La quantité d'oxygène absorbé est, dans ces conditions, de 2 à 3 centièmes pour le sang, et n'est pas de 1 pour l'urine. Du lait bouilli et conservé pendant trois ans avec de l'air calciné, ne donna après ce temps aucun signe de putridité ; mais il avait fixé, au moyen de sa matière grasse, la majeure partie de l'oxygène, et n'en avait absorbé que quelques centimètres cubes pour sa comburation, comme le prouve cette analyse de l'air que le ballon renfermait :

Oxygène. 3,1
Acide carbonique. 2,8
Azote, par différence. 94,1
                                                  ————
                                                  100,0

et animaux que nous pouvons distinguer quant à leur fonction : les uns (vibrions) agissent comme les organismes qui produisent la fermentation butyrique et celle du tartrate de chaux ; les autres agissent comme le *mycoderma aceti* en comburant au moyen de l'oxygène de l'air.

M. Dumas avait annoncé, en 1843, la nature de ces agents de décomposition : « Au moment où la putréfaction commence, dit-il, des myriades d'animalcules microscopiques se montrent…. A ces animalcules en succèdent d'autres qui périssent et se décomposent à leur tour, de telle façon que la décomposition finale est le résultat d'un grand nombre de réactions successives » (1).

Les mucédinées, les mucors, les bactéries et les monades, sont les agents de comburation des matières qui peuvent se décomposer avec le secours de l'air.

Les vibrions dont Ehrenberg a décrit 6 espèces sont appelés :

1° Vibrio lineola,	4° Vibrio regula,
2° Vibrio tremulans,	5° Vibrio prolifer,
3° Vibrio subtilis.	6° Vibrio bacillus.

Ces vibrions sont regardés par M. Pasteur (2) comme 6 espèces de ferments putréfiants : il a reconnu qu'ils peuvent tous vivre sans oxygène, et que ce gaz les tue lorsqu'ils ne sont pas protégés contre son action directe.

Conditions de la fermentation putride. — Ces conditions peuvent être groupées en trois ordres :

1° Il faut qu'il y ait le concours de l'eau, de la chaleur, de la matière fermentescible et du ferment. Sans ce concours, il peut arriver, comme l'a si bien démontré M. Pasteur, que les substances les plus putrescibles restent inaltérables pendant des années ; et, comme il l'a également prouvé, c'est à l'apport de l'air qu'il faut

---

(1) Dumas, *Traité de chimie*, t. VI, p. 384.

(2) *Compt. rend.*, t. LVI, p. 1189, juin 1863.

attribuer ordinairement la présence des ferments là où ils n'ont pas été mis.

2° Il faut que le liquide putrescible soit privé d'air dans sa masse et qu'il soit neutre. Si le liquide est aéré, mais ultérieurement soustrait à l'action de l'air, il se développe en son sein des infusoires très-petits, comme le *monas crepusculum* et le *bacterium termo*, si le milieu est alcalin ; des mucédinées ou autres microphytes, si le milieu est acide. Ces ferments absorbent rapidement l'oxygène en dissolution, jusqu'à ce qu'ils meurent par asphyxie. Il peut arriver alors que la fermentation s'arrête, s'il manque au liquide des semences de vibrions, ainsi que M. Pasteur l'a observé.

3° Si le liquide est en libre rapport avec l'air et que sa couche soit suffisamment profonde, la soustraction de l'oxygène dissous s'opère comme nous venons de le voir, mais cette fois les infusoires qui absorbent de l'oxygène se rassemblent du fond à la surface, où ils peuvent trouver l'élément de leur respiration, et ils provoquent la formation d'une pellicule mince qui surnage, et va en s'épaississant jusqu'à ce qu'elle tombe en lambeaux pour se reformer de nouveau. Cette pellicule, composée de mucors, de mucédinées et de bactériums, entremêlés de cadavres d'infusoires, a pour effet de protéger le liquide contre l'action directe de l'air ; dès lors les vibrions-ferments peuvent se développer dans le milieu privé d'oxygène et transformer les matières azotées en dissolution. Les produits de cette transformation sont ensuite de nouveau élaborés par la couche supérieure de ferments qui, en raison de leur pouvoir oxydant, les transforment encore en produits plus simples. Ces conditions multiples du phénomène de la putréfaction occasionnent une certaine lenteur dans l'apparition de ce genre de fermentation. On sait en effet que la température influe beaucoup sur le développement de la putréfaction ; mais, à chaleur égale, le plus ou moins d'accès de l'air, le plus ou moins de perméabilité des masses charnues aux pérégrinations des ferments vibrions, font considérablement varier les phénomènes de décomposition cadavérique : c'est l'interprétation de ces circonstances variées qui me paraît devoir éclairer heureusement la connaissance empyrique que l'on a acquise sur la résistance plus ou moins grande des viscères après la mort.

Dans son intéressant mémoire sur la putréfaction, M. Pasteur distingue avec raison la fermentation putride du faisandage. Il a obtenu ce dernier en abandonnant des morceaux de chair à l'abri des agents zymotiques, condition facile à remplir, puisqu'il suffit d'empêcher par des compresses imbibées d'alcool que les ferments ne se développent à la surface pour pénétrer ensuite la masse : « Dans ce cas, dit-il, il est impossible aux températures ordinaires de soustraire l'intérieur de cette chair à la réaction des solides et des liquides les uns sur les autres; il y aura toujours et forcément des actions dites de contact, des actions de diastases (que l'on me permette cette expression) qui développent dans l'intérieur du morceau de viande de petites quantités de substances nouvelles, lesquelles ajouteront à la saveur de la viande leur saveur propre. »

M. Pasteur distingue donc ici de la fermentation les phénomènes purement chimiques de la digestion, ainsi que je l'ai déjà fait pour la saccharification et comme je vais le faire pour la digestion stomacale.

Des produits. — Vu leur nombre et la quantité de ceux qui ne sont pas encore chimiquement connus, je me bornerai à leur énumération en empruntant ce tableau à M. Monoyer (1) :

---

(1) *Des Fermentations;* Strasbourg, 1862.

Solides et liquides.

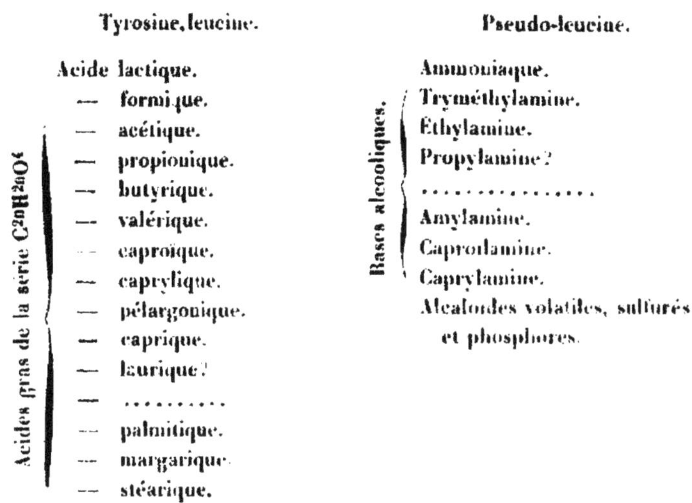

Acides ulmique, fumique, nitrique ; matière gommeuse ; substance
cristalline ayant l'odeur fécale : alcool amylique ; produits indéter-
minés nombreux.

Gaz.

Acide carbonique, azote, hydrogène ; hydrogènes carboné, sul-
furé, phosphoré ; oxyde de carbone.

Des miasmes. — Si ces produits constituaient à eux seuls les
exhalaisons qui se dégagent des foyers de fermentation putride, ils
pourraient déterminer par leur abondance les intoxications si connues des gaz délétères et des effluves qui s'échappent des fosses
d'aisances. Des expériences déjà nombreuses ont appris que les
exhalaisons des foyers de décomposition renferment des particules
organiques ou organisées qu'elles transportent plus ou moins loin,
et qui se condensent plus ou moins facilement soit avec la vapeur

d'eau, soit d'elles-mêmes, en imprégnant les corps poreux, tels que les tissus. Ce sont ces exhalaisons qui se distinguent du méphitisme par leur action morbigène sur l'économie, et c'est dans ce sens qu'on les appelle *miasmes.*

Ainsi donc, tandis que les effluves simplement méphitiques ne produisent que l'action toxique des gaz et des vapeurs qu'elles renferment, les effluves miasmatiques développent des maladies particulières; elles ont une action spécifique, laquelle ne paraît nullement en rapport avec l'intensité des odeurs méphitiques qui peuvent les accompagner. Le miasme, comme son étymologie l'indique (μιαίνω, souiller), est un produit qui souille l'air; son caractère important est de n'y être pas dissous, mais simplement entraîné comme le sont les poussières les plus ténues.

Les investigations chimiques n'ont encore que peu appris sur la nature du miasme, si ce n'est qu'il se comporte à l'égard des réactifs comme les matières azotées. Il y a lieu de penser que des expériences dans le genre de celles de M. Pasteur viendront prochainement répandre de la clarté sur ce sujet si obscur encore. Il n'est donc permis que de faire des hypothèses sur la nature des miasmes, mais la plus vraisemblable actuellement, est celle qui les suppose organisés ou qui les considère comme des germes qui s'organiseront. Cette hypothèse semble déjà trouver un appui solide dans les expériences où M. Pasteur a constaté qu'il y a des veines dans l'air tantôt fécondes, tantôt stériles en ferments. Il est vrai qu'il y a un système qui s'élève contre cette hypothèse, et ce système est soutenu par des savants d'un mérite incontestable, j'entends parler des hétérogénistes. Sans vouloir juger ici ce système, en dehors du sujet qui m'occupe, j'ose émettre cette opinion avec conviction, c'est que les expériences des hétérogénistes et les travaux si remarquables de M. Pouchet ne prouvent qu'une chose : c'est que dans l'air où l'on ne voit pas d'œufs ou de spores, il peut encore y avoir des germes.

Et voici pourquoi j'ai cette conviction, c'est que s'il nous était interdit d'admettre les germes parce qu'ils sont invisibles ou plutôt parce qu'on n'a pas encore trouvé d'artifices qui permettent de les voir, il faudrait nécessairement conclure avec M. Pouchet à la génération spontanée, or, comme je le démontrerai, l'histoire des maladies virulentes, contagieuses et épidémiques, est tout à fait en faveur de l'hypothèse des germes. Je démontrerai aussi que les germes sont admissibles en physiologie; que, loin d'être une création imaginaire, le mot qui les désigne est nécessaire à l'histoire de l'embryogénie.

Je conclus donc provisoirement que les produits volatils des fermentations putrides sont des miasmes; que ces miasmes sont des effluves (gaz et vapeurs plus ou moins méphytiques) qui entraînent les germes des ferments par lesquels la décomposition a été produite.

CHAPITRE XVI.

Des ferments physiologiques.

A l'encontre des ferments dont je viens de parler et qui produisent leurs fermentations respectives par un ensemencement miasmatique, il en est que l'air ne contient pas habituellement, mais qui accompagnent à titre d'organes les êtres dans la vie desquels ils sont appelés à jouer un rôle. La question des ferments, ainsi envisagée, est encore toute neuve, mais pour cette raison même et malgré la fécondité du sujet, je me bornerai actuellement à ne citer de cet ordre de ferments que deux exemples pris dans le règne végétal.

Fermentation sinapisique.

Leroyer, de Genève, avait reconnu que la moutarde noire (sinapis nigra) doit son action rubéfiante à une huile essentielle; après lui, Faure (1), Boutron et Robiquet (2), démontrèrent que cette huile

---

(1) *Journal de pharm.* (2), t. XVII, p. 29°; 1834.
(2) *Journal de pharm.*, t. XVII, p. 294.

essentielle n'existe pas toute formée dans la semence, mais qu'elle se développe par l'action de l'eau. Robiquet et Bussy (1), MM. Boutron et Frémy, (2) vinrent ensuite établir que l'essence de moutarde est due à une fermentation.

Ferment. — On l'a considérée comme un ferment soluble et on lui a donné le nom de myrosine; cette substance se trouve dans les graines du sinapis nigra et dans les graines d'un grand nombre de crucifères.

Si l'on observe au microscope une parcelle de l'amande du sinapis nigra ou simplement de la farine de cette graine, on distingue de gros globules huileux et des corpuscules tantôt irréguliers, tantôt arrondis et présentant alors l'apparence de cellules. On voit aussi en grande quantité des particules organiques, tantôt libres (et alors elles offrent le mouvement brownien), tantôt agglomérées au milieu d'une matière glutineuse ou fibrineuse qui présente l'apparence de circonvolutions.

Mais, si l'on veut suivre le développement du ferment et se convaincre de sa présence dans la fermentation sinapisique, il faut procéder en prenant : 1° une décoction de farine de moutarde filtrée : elle contient la matière fermentescible, mais son ferment est mort, car abandonnée à elle-même, elle se putréfie sans produire d'essence de moutarde; 2° une macération à froid de la même farine, qui représente le *ferment*. On filtre cette macération à travers un papier Berzelius, et on peut reconnaître au microscope, dans la liqueur filtrée, la présence de particules organiques qui ont traversé le filtre. Ce sont ces particules que je considère comme les organismes-ferments qui détermineront la fermentation.

On mêle les deux liqueurs et on abandonne le mélange dans un flacon bouché à une température de 35°. Quelques heures après, on reconnaît au microscope que les particules organiques sont devenues très-nombreuses, et l'on voit des flocons de matières gluti-

---

(1) *Ann. de chim. et de phys.* (2), t. LXXII, p. 328.
(2) *Journal de pharm.* (2), t. XXVI, p. 48 et 112.

neuse qui se sont formées en embrassant des granules. Tantôt ces flocons ressemblent à des mucors et flottent en présentant plus ou moins de transparence et d'irrégularité; tantôt ils se sont rétractés de manière à simuler une masse granuleuse, souvent quadrilatère, mais parfois aussi parfaitement globuleuse. Les diamètres de ces amas de particules et de matière glutineuse sont très-variables comme leurs formes.

On voit aussi dans la liqueur une foule de petits corpuscules libres, ou quelquefois agglomérés en petits nombre et donnant alors lieu à l'apparence de petites cellules à contenu granuleux. Enfin on observe des globules d'essence de moutarde, dont la quantité augmente avec les progrès de la fermentation.

Le ferment sinapisique n'est donc pas, comme les levûres que nous avons vues, un organe cellulaire bien défini et présentant une forme constante, mais il n'en est pas moins un organe *solide*, distinct du milieu où il vit et où il opère une décomposition.

C'est donc bien un ferment, et il ne peut servir à établir l'existence de ferments solubles.

Matière fermentescible. — On a reconnu que la moutarde noire renferme un acide combiné à la potasse pour former le myronate de potasse. C'est ce sel qui, sous l'influence du ferment, produit en se décomposant l'essence volatile de moutarde.

PRODUITS. Le myronate de potasse a pour formule d'après M. Will :

$$C^{20}H^{18}KAzS^4O^{20}$$

L'équation suivante indique la façon dont ce sel se décompose.

$$C^{20}H^{18}KAzS^4O^{20} \qquad C^{12}H^{12}O^{12} \;+\; C^8H^5AzS^2 \;+\; KO.HOS^2O^6$$

myronate de potasse.	glycose.	sulfocyan. d'allyle.	bisulf. de pot.

Le produit volatile de cette fermentation est donc le sulfocyanure d'allyle, dont on connait l'odeur et les effets rubéfiants.

Fermentation amygdalique ou benzoïque.

Cette fermentation est particulière aux amandes amères qui renferment l'amygdaline, substance fermentescible, neutre, cristallisable, amère, mais sans action toxique. Le produit de cette fermentation est l'essence d'amandes amères qui est un composé d'hydrure de benzoïle et d'acide cyanhydrique.

Ferment. — Il est connu sous le nom de synaptase (1) ou bien d'émulsine (2). Comme pour tous les autres, les conditions de son activité sont l'eau et une température de 35°. Il devient inerte à 100°. Une très-petite quantité de synaptase suffit à la décomposition d'une grande quantité d'amygdaline.

En 1844, M. Bouchardat (3) contestait l'existence de globules organisés dans la fermentation de l'amygdaline, il les admettait cependant pour celle de la salicine, mais en ne les croyant pas indispensables. Aussi inclinait-il pour la théorie de Liebig à l'égard de ces fermentations. Je ne sais si l'opinion du savant professeur s'est modifiée depuis ce temps, mais on conçoit que les divergences d'opinions que j'ai fait connaître au sujet de la levûre cérévisique puissent se retrouver pour ce genre de ferment encore plus que pour les autres. C'est à l'observation qu'il appartient de décider en pareille matière, et comme elle se ressent toujours un peu des dispositions d'esprit de l'observateur, il est tout naturel qu'il faille un grand nombre d'expériences pour arriver à une interprétation unique.

On sait que les amandes douces, quoique dépourvues d'amygdaline, renferment comme les amandes amères de la synaptase.

Observée au microscope, l'une ou l'autre de ces amandes offre à la vue des globules divers, parmi lesquels on distingue facilement

---

(1) Robiquet, *Journal de pharm.*, t. XXIV, p. 326; 1838.
(2) Wœhler et Liebig, *Ann. de chim. et de phys.* (2), t. LXIV, p. 182; 1837.
(3) *Compt. rend.*, t. XIX, p. 601.

des amas organisés et des globules huileux. Ces amas organisés sont identiques à ceux du ferment sinapisique ; cependant ils n'ont pas la même action, l'un décompose le myronate de potasse et ne décompose pas l'amygladine, réciproquement.

Ce qui frappe au premier abord quand on examine au microscope une goutte d'émulsion d'amande (amère ou douce), c'est l'intensité du mouvement brownien qui agite une foule de petits granules. Ici, comme pour l'émulsion de farine de moutarde, je considère ces granules comme les séminules du ferment.

Si l'on vient à réagir sur l'émulsion d'amande avec une goutte d'acide nitrique, on voit l'agitation cesser tout à coup, et les globules adultes s'altérer peu à peu. Cette cessation du mouvement brownien suggère cette pensée : les séminules deviennent immobiles parce qu'elles ne vivent plus. Cette explication qui paraît d'abord en désaccord avec ce qu'on sait de ce mouvement qui s'observe également sur les poudres très-ténues du règne minéral, comme celle du charbon, cette explication est peut-être celle du mouvement brownien. Je suis disposé à voir dans ce mouvement, non-seulement un effet de la ténuité des molécules qui l'éprouvent, mais la manifestation rendue possible d'une autre cause qui est l'état électrique. Or l'état électrique peut appartenir aussi bien à des corpuscules inorganiques qu'à des globules organiques ; mais chez les premiers le phénomène appartient à la physique, tandis que chez les seconds, il est du domaine de la physiologie.

Quoi qu'il en soit de cette explication qui tendrait à prouver la vitalité de ces petits corpuscules, si l'on filtre une émulsion d'amande avec le papier ordinaire, on peut constater, comme je l'ai dit pour la moutarde, que ces petits granules se retrouvent en abondance dans la liqueur filtrée. Cette liqueur est le ferment soluble de ceux qui se rattachent à la théorie de Liebig.

Si on la mêle à une solution d'amygdaline, on ne tarde pas à voir le mélange se troubler, il devient de plus en plus opalin, et au bout de quelques heures, on retrouve des amas organisés, parfaitement identiques avec ceux contenus dans les amandes douces et amères.

Ainsi donc, il est probable ou plutôt démontrable que le ferment amygdalique existe formellement dans les amandes et dans une foule de graines de la famille des rosacées. L'existence de ce ferment d'une part, et de l'autre, la présence si fréquente dans ces graines de l'amygdaline, explique la quantité d'essence d'amandes ameres que renferment certaines amandes au moment où l'on en brise le noyau, comme cela est sensible pour les amandes du pêcher, du cerisier, du prunier, etc.

PRODUITS. Si l'on voulait dénommer cette fermentation par ses produits, on l'appellerait glyco-cyano-benzoïlique. Voici du reste la formule du dédoublement :

$$C^{40}H^{27}AzO^{22} + 2H^2O^2 = 2C^{12}H^{12}O^{12} + C^{14}H^6O^2 + C^2AzH$$

amygdaline.　　　eau.　　　glycose.　　　hydr. de benz.　　ac. cyanhydr.

On trouve encore parmi les produits de l'acide formique, mais il provient de la décomposition de l'acide cyanhydrique.

DE LA SPÉCIFICITÉ DU FERMENT. — On peut se demander jusqu'à quel point ces levûres spéciales sont exclusivement propres à telle ou telle fermentation.

L'expérience résoudra ce problème ; mais en attendant on peut établir que si chaque espèce de fermentation n'exige pas toujours absolument le même ferment, il en est cependant qui ne se produisent pas sans le concours du ferment qui leur est propre. Ainsi, l'amygdaline, qui, en se décomposant, produit un composé si toxique, peut être ingérée dans l'économie ou injectée dans le système circulatoire, sans y produire la fermentation amygdalique, ni par suite l'intoxication qui est propre à l'essence d'amandes amères, ce qui n'a pas lieu lorsqu'on injecte simultanément, comme l'a fait M. Cl. Bernard, de l'amygdaline et de la synaptase.

FERMENTATIONS DES GLYCOSIDES. — La synaptase ou émulsine que nous venons de voir agir d'une manière spéciale sur l'amygdaline, étend son action sur une série de substances organiques que je me contente d'énumérer, et qui sont considérées avec l'amygdaline comme des glycosides, parce que dans leurs dédoublements, elles produisent comme elles de la glycose, se sont :

La salicine...................... $C^{26}H^{18}O^{14}$
L'arbutine....................... $C^{24}H^{16}O^{14}$
L'hélicine....................... $C^{26}H^{16}O^{14}$
La phlorizine.................... $C^{42}H^{24}O^{20}$
L'esculine....................... $C^{42}H^{24}O^{26}$
La daphnine...................... $C^{62}H^{34}O^{38}$

Ces glycosides diffèrent, comme on le voit, de l'amygdaline qui est azotée.

Amydaline....................... $C^{40}H^{27}AzO^{22}$

Ils paraissent aussi en différer par une propension plus marquée au dédoublement (1), car la salicine, qui fermente sous l'influence de l'émulsine, fermente également en présence de la levûre de bière additionnée de carbonate de soude (Dr Ranke) ; mais le produit est plus oxygéné. Elle fermente aussi avec la salive (Stœdler), et par conséquent dans l'économie. Voici la réaction d'après M. Piria (2) :

$$C^{26}H^{18}O^{14} + H^{2}O^{2} = C^{12}H^{12}O^{12} + C^{14}H^{8}O^{4}$$

salicine.　　eau.　　glycose.　　saligénine.

Il m'a paru intéressant de savoir si l'émulsine, c'est-à-dire la levûre amygdalique qui a produit ces décompositions faciles, est encore en état de provoquer la fermentation amygdalique, et s'il ne se passe pas pour elle ce que M. Pasteur a observé sur le mycoderne du vin, qu'il a rendu apte à l'acétification en altérant sa vitalité. Voici ce que j'ai obtenu :

---

(1) Les acides, en effet, opèrent leur dédoublement comme la synaptase, tandis qu'ils sont sans action sur l'amydaline.

(2) *Compt. rend.*, t. XVII, p. 186 (1843), et *Ann. de chim. et de phys.* (3), t. XIV, p. 257, 1845.

Dans une première expérience, j'ai fait fermenter d'une part de l'amygdaline, de l'autre de la salicine avec la même liqueur, tenant en suspension de l'émulsine. Cette liqueur, je l'ai obtenue en faisant une émulsion d'amandes douces, puis en la filtrant à travers un seul papier-filtre ordinaire. Ces deux fermentations ont été abandonnées dans les mêmes conditions. L'une d'elles, celle de l'amygdaline, a commencé aussitôt, et une heure après le liquide présentait déjà de nombreux globules complétement développés, ce que n'offrait pas le liquide contenant de la salicine. Ces fermentations que j'avais laissé se produire à une température de 10 à 12°, semblaient ralenties 29 heures après. Celle de l'amygdaline présentait un trouble bien plus grand que celle de la salicine; cependant, sauf les principes fermentescibles, les milieux étaient pareils; je m'étais servi d'eau distillée, et la quantité d'émulsine était la même des deux côtés. Examinée au microscope, la liqueur de la fermentation amygdalique présentait une foule de séminules agitées du mouvement brownien et de petits globules à noyaux participant, mais avec moins d'intensité, au même mouvement; des globules plus gros et plus ou moins réguliers, constitués par des séminules englobés dans une matière glutineuse, c'est-à-dire des *sympéxions*. Enfin on trouvait de nombreux débris de globules, dont plusieurs offraient la forme vésiculeuse.

Le liquide de la fermentation salicique différait en ce que les gros globules étaient plus nombreux, tandis que les séminules l'étaient beaucoup moins. L'émulsine ou la levûre amygdalique, dans ce dernier cas, avait donc manifesté une vitalité moins grande, ou bien, ce qui est plus probable, elle avait manqué pour se reproduire de l'aliment azoté que dans l'autre cas elle avait pu emprunter à l'amygdaline.

Dans une seconde expérience, j'ai d'abord fait fermenter de la salicine avec un excès d'émulsine; après dix-huit heures, j'ai ajouté une solution d'amygdaline, et la fermentation n'a pas tardé à s'annoncer par le dégagement de l'odeur d'essence d'amandes amères. La levûre amygdalique avait donc conservé ses propriétés à l'égard de l'amygdaline.

Je crois qu'en répétant ces expériences et en évaluant la quantité de ferment produit, on trouverait que, la salicine ne représentant qu'un aliment hydrocarboné, l'émulsine est obligée de se reproduire à ses propres dépens, tandis qu'avec l'amygdaline, elle peut se multiplier d'une manière sensible.

CHAPITRE XVII.

Des pseudo-fermentations physiologiques du règne animal.

Jusqu'à ce jour, on a surtout envisagé les fermentations au point de vue de leurs produits, aussi a-t-on appelé *fermentation* tout phénomène qui s'accomplit à une douce chaleur sous une influence indéterminée, en transformant les substances organiques soit en produits isomériques, soit en produits hétérogènes qui résultent alors d'un dédoublement des corps fermentescibles.

Si l'on a égard à la cause de la fermentation, c'est-à-dire à l'agent zymotique qui la produit, on voit surgir deux théories. *A*. La première ne modifie pas le cadre des fermentations connues ou réputées telles, elle reconnaît que les ferments sont des matières organisées, mais, avec elles, on admet des ferments solubles (1) qui, par conséquent, échappent à nos moyens d'investigation, puisqu'ils n'offrent pas de texture. Cette théorie trouve un appui sérieux dans la définition de la matière organisée donnée par M. Robin. « Les principes immédiats, dit-il (2), ont pour caractère d'ordre organique de constituer la substance du corps, ou matière organisée proprement dite, en raison de leur réunion en nombre considérable, de l'état liquide ou demi-solide qu'ils présentent par union spéciale et dissolution réciproque et complexe les uns à l'aide des autres. »

Après avoir donné aux principes immédiats un seul caractère

---

(1) Voy. la thèse du Dr Monoyer, *les Fermentations*, p. 88.

(2) Robin, *Hist. nat. des végét. parasites*, p. 32 et 123.

organique ou d'ordre organique, M. Robin :t plus loin : « On donne le nom de *substance organisée* à toute matière vivante ou ayant vécu, formée par union moléculaire ou dissolution réciproque et complexe de principes immédiats nombreux qui se rangent en trois ordres ou classes différentes. » (Les principes minéraux, les principes organiques cristallisables et les principes organiques amorphes (1) composent ces trois ordres.) On voit que cette dernière définition convient parfaitement aux substances albuminoïdes solubles qu'on appelle *ferments solubles*. Mais, en revanche, on peut reprocher à ces définitions l'ombre dont les couvre l'expression de *principes immédiats*. Il est certain qu'on doit distinguer les substances qui appartiennent à la vie ou lui ont appartenu, des substances qui sont *chimiquement définies* à la condition d'être toujours obtenues pures et d'une composition constante, parce qu'elles sont cristallisables ou volatiles. Mais les substances chimiquement définies comprennent celles qui sont de l'ordre organique comme celles de l'ordre inorganique, et ces substances, mêlées ou combinées, deviennent amorphes et fixes pour constituer les liquides de l'économie animale et de l'économie végétale.

Je crois donc, avec M. Dumas (2), que la division établie entre les matières inorganiques et les matières organiques n'est, au point de vue de la chimie générale, que temporaire et artificielle ; et je vois avec lui deux grands ordres de substances : l'un comprenant tous les corps qu'on peut séparer des autres, et qui alors peuvent rentrer dans le type fixe d'une matière connue et formulée chimiquement ; l'autre ordre embrassant toutes les matières organisées qui ne peuvent être définies d'une façon absolue qu'anatomiquement et physiologiquement.

Dans ce second ordre, on doit placer les liquides qui n'appartiennent ni à la chimie en raison de leur composition variable et complexe, ni à l'anatomie par leur absence de structure, mais qui

---

(1) Voy. Robin et Littré, *Dictionnaire de médecine*, 1858, p. 735.

(2) *Traité de chimie*, t. V. p. 78.

sont encore du domaine de la physiologie, parce qu'ils jouent un rôle important dans la vie ; ces liquides, plus ou moins visqueux, ces mélanges très-complexes, sont des liquides organisables et assimilables.

En physiologie, l'acte qui fait passer les solides organisés et les liquides organisables à l'état de liquides assimilables s'appelle *digestion*. La digestion, qui effectue des changements isomériques, est-elle une fermentation? Telle est la question.

B. D'après la seconde théorie, un agent zymotique ne peut être un liquide, si organisable qu'il soit, et tout ferment doit être *un organe vivant*; le liquide organisable n'est que l'aliment de l'organisme ferment, et la fermentation est le résultat des modifications déterminées dans un milieu convenable par l'être qui y vit.

D'après cette théorie, la digestion et les digestions ne sont pas des fermentations, car l'organisme-ferment leur manque. Un second caractère vient les séparer : c'est que les fermentations dédoublent les corps en changeant profondément leur disposition moléculaire, et ce dédoublement se fait en produisant du calorique, tandis que les *digestions* n'opèrent que des transformations dites *isomériques*, comme nous l'avons vu pour la saccharification de la fécule; ce sont alors de simples hydratations, ou bien, comme dans la digestion gastrique, des changements de composition peu sensibles, par l'union du digestif avec le digestible. Notons que dans la plupart de ces cas, il y a *absorption de calorique* et que l'agent de la digestion n'est pas nécessairement un liquide organisable, mais peut être aussi une acide inorganique.

Ainsi donc, placé au point de vue de cette seconde théorie, je dois retrancher de l'ordre des fermentations tous les phénomènes de digestion, et, dans ce but, je vais essayer de démontrer rapidement que les opérations qui ont lieu dans le tube digestif ne peuvent pas être assimilées à de vraies fermentations.

CHAPITRE XVIII.

De la digestion animale.

De même qu'il y a deux ordres d'aliments, on distingue deux digestions.

Les aliments sont 1° plastiques ou azotés, tels que :

La fibrine végétale,	La chair,
L'albumine végétale,	Le sang des animaux.
La caséine végétale,	

Ces aliments sont principalement digérés par l'estomac.

2° Respiratoires ou hydrocarbonés, tels que :

La graisse,	La bassorine, etc.
L'amidon,	Le vin,
La gomme,	La bière,
Les diverses espèces de sucre,	L'eau-de-vie,
La pectine,	Les boissons fermentées.

Ces aliments sont (principalement les six premiers) digérés par l'intestin.

On peut ajouter à ces aliments les substances minérales qui sont absorbées dans le cours de la digestion ; les sels alcalins, solubles, par l'intestin ; les sels terreux et certains métaux, par l'estomac.

A. *Digestion gastrique.*

Les premières conditions de cette digestion sont la division des aliments (mastication), et la déglutition (insalivation) ; mais, outre l'action mécanique que favorise la salive, elle jouit de la même propriété que la diastase, elle saccharifie les fécules. Cette action, qui commence à s'opérer dans la bouche et se ralentit dans le milieu acide de l'estomac, reprend ensuite dans l'intestin, mais elle n'est pas une fermentation, comme j'ai cherché à l'établir en parlant de la saccharification. D'ailleurs la salive est un liquide sécrété qui ne présente pas d'organismes en suspension, et je serais plus disposé à reconnaître, avec Guil. Cole (1), les caractères du ferment aux glandes salivaires plutôt qu'à leurs produits.

On sait que le suc gastrique que laisse suinter la muqueuse de l'estomac, est l'agent sous l'influence duquel les aliments plastiques insolubles peuvent se dissoudre pour se transformer en chyme, puis finalement en albuminose (Mialhe) ou peptone (Lehmann).

Le suc gastrique est un mélange de deux agents : l'un, la pepsine ; l'autre, un acide. C'est à l'union de ces deux agents et non à la propriété de l'un des deux que le suc gastrique doit son activité (2) : de sorte que sans l'acide, la pepsine est inerte et réciproquement. La pepsine dans laquelle on a voulu voir le ferment gastrique est une matière azotée qui a de grands rapports avec la peptone, comme on peut le voir dans ce parallèle :

Pepsine.	Peptone.
Composition variable..........................	Pareillement.
Saveur un peu piquante.........................	Saveur faible.
Liquide incolore.......	Pareillement.
Assez soluble dans l'eau.........................	—
Très-soluble dans l'eau acidulée..................	—
Complétement insoluble dans l'alcool...............	—
Ne coagulant pas par la chaleur...................	—
mais devenant inactive............................	....
Ne se trouble pas par les acides..................	Pareillement.
Précipite par le tannin et la créosote.......	—
Et par un grand nombre de sels métalliques........	—
mais sans perdre son activité par ces derniers.. ..	....
Coagule le lait sans l'intervention d'un acide.........	....
mais ne le redissout pas sans le secours d'un acide.	....
Réaction neutre.................................	Réaction acide.

Enfin, par la dessiccation lente, ces substances ont la même apparence et ressemblent à l'albumine de l'œuf desséchée.

---

(1) *De Secret. an. m.*, cap. 10.

(2) Longet. *De la Digestion*, p. 211.

Sans le secours d'un acide, la pepsine peut donc coaguler le lait, et cela lorsqu'elle est parfaitement neutre, mais elle ne peut redissoudre le coagulum de même que, seule, elle est sans action dissolvante sur la fibrine.

L'acidité du suc gastrique que Blondlot a attribuée au biphosphate de chaux, qui est due, selon MM. Chevreul, Leuret et Lassaigne, à l'acide lactique, et, d'après MM. W. Prout, Schmidt et Mudler, à l'acide chlorhydrique, cette acidité incontestable résulte probablement d'un acide qui n'est pas libre : ce qui explique la difficulté qu'on a éprouvée à le déterminer. Cet acide, uni à la pepsine, forme avec elle, d'après Mudler, un acide composé dans le genre de l'acide sulfo-protéique. Ces acides complexes, encore peu connus, ne conservent pas les propriétés de l'acide qui entre dans leur composition et cependant manifestent la même capacité qu'eux pour les bases.

D'après Schiff, c'est à un pareil produit que le suc gastrique doit son acidité, et il appelle cet acide complexe *chlorhydropeptique.* Cette manière de voir est d'autant plus vraisemblable que les acides minéraux ne jouissent pas de la propriété digestive du suc gastrique. Celui-ci ne doit donc sa propriété dissolvante ni à la pepsine, ni à l'acide, mais à la combinaison des deux. Aussi le suc gastrique perd-il, avec son acidité, sa propriété digestive : c'est ce qui arrive lorsque l'aliment protéique est alcalin comme l'albumine ; alors on constate que sa digestion est assez longue et incomplète, ce qui n'a pas lieu dans les mêmes conditions pour la fibrine (Longet).

On peut déjà conclure des recherches modernes que la pepsine n'est pas à elle seule un ferment, c'est-à-dire un agent de transformation.

Quant au suc gastrique (pepsine et acide, ou acide chlorhydropeptique), peut-on le considérer comme un ferment ?

Si c'est un ferment, il faut nécessairement inventer pour lui une nouvelle théorie de la fermentation, car 1° il ne l'est pas en raison de la force catalytique supposée par Berzelius, attendu que loin d'agir par le seul fait de sa présence, sans s'altérer et sans disparaître, on sait que son action est limitée : d'après Lehmann (1), 100 grammes de suc gastrique du chien ne dissolvent que 5 grammes d'albumine cuite. On sait aussi que non-seulement le suc gastrique épuise son action, mais qu'encore il disparaît.

2° On ne peut invoquer la théorie de Liebig, en supposant que le suc gastrique s'altère et communique son mouvement d'altération aux aliments azotés. En admettant même cette théorie mécanique comme généralement vraie, elle ne serait pas applicable à ce cas particulier. puisque d'une part, il n'est pas démontré que la pepsine se décompose, et que de l'autre, le terme final de la digestion gastrique est la *peptone* qui se rapproche beaucoup de la pepsine ; de plus cette théorie n'expliquerait pas pourquoi la pepsine n'agit pas sur un acide libre ou combiné avec elle.

3° Enfin, on ne peut appliquer au suc gastrique la théorie vitaliste des ferments telle que je l'ai présentée : puisqu'il n'offre pas d'organismes, et que d'ailleurs les organismes-ferments n'ont pas pour effet de produire des *changements isomériques*.

Je ne considère donc pas le suc gastrique comme un ferment, mais comme une *diastase* ou un *dissolvant*. Seulement ce suc gastrique n'agit pas ainsi qu'un acide ordinaire, empruntant des bases pour s'y combiner en proportions définies, mais il agit à la façon des acides complexes de l'ordre azoté, masquant les propriétés des bases qu'il dissout, comme il masque déjà les propriétés de l'acide qui s'est combiné ou mélangé à la molécule azotée pour le constituer. Et lorsque le suc gastrique a rempli sa tâche de dissolvant à l'égard des aliments plastiques pour les transformer en chyme, il fait plus encore : il se mélange aux produits dissouts en leur communiquant son acidité, et ce mélange est la peptone. qui est assimilable, tandis que les matières albuminoïdes qui ont subi cette modification ne l'étaient pas. Mais ici, la propriété acquise par la peptone, d'être *assimable,* doit s'entendre dans un sens restreint aux liquides de l'économie, car si la peptone est plus assimilable

---

1. *Physiologische Chemie*, p. 329.

que l'albumine, c'est à la condition d'être *moins organisable* qu'elle.

Je m'explique : le sang normal remplit deux fonctions principales, l'une est la calorification, l'autre la plastification.

Envisageant le sang au point de vue de cette seconde fonction, et faisant abstraction des globules : on a le plasma, c'est-à-dire un liquide tenant en dissolution les aliments plastiques (albumine-peptone, fibrine-peptone, caséine-peptone) qui doivent servir à la nutrition de toutes les parties. Nul doute que ces éléments ne tendent à devenir organisables dans le cours de la circulation (1), mais nul doute aussi qu'ils ne doivent alors se séparer du sang, soit par un travail de nutrition qui en dispose, soit par un acte d'excrétion, soit enfin par une action morbide. En considérant, par exemple, l'albumine de l'œuf comme le plus organisable et l'albumine-peptone comme le moins organisable, on peut admettre entre ces deux états extrêmes, plusieurs degrés par lesquels l'albumine du sang doit nécessairement passer ; mais la preuve qu'elle n'est pas exclusivement à l'état organisable dans le torrent circulatoire, c'est que l'albumine de l'œuf injectée dans les veines d'un animal est excrétée par les reins, ce qui n'a pas lieu, d'après Schiff, pour l'albumine qui vient soit du sang d'un autre animal, soit d'exhalations séreuses.

Le but de la transformation des matières protéiques en peptone par l'estomac est donc de fournir au sang des éléments qui puissent devenir aliments plastiques, mais qui jouissent d'abord et jusqu'à ce qu'ils puissent être organisés, d'une fluidité appropriée aux conditions de dialyse et de circulation qu'exige le sang.

La digestion gastrique opère un phénomène de *désorganisation* qui a pour résultat de fournir des produits *assimilables au sang*, c'est-à-dire circulables comme lui. Et c'est dans le sang qu'il s'opère

---

(1) L'albuminose contient un acide combiné qui retient les bases alcalines et terreuses dont elle a besoin pour être organisable ; mais, dans le milieu alcalin de la circulation sanguine, l'albuminose, qui est unie à la soude (albuminate de soude), doit tendre à une double décomposition par laquelle elle perd son acide combiné, qui se dégage pour se combiner directement à l'alcali. Alors les bases terreuses qu'elle masque tendent à la rendre moins soluble et plus organisable.

un phénomène d'*organisation* qui dispose toujours une fraction de sa masse à être *assimnables aux solides*.

Ces deux phénomènes sont des digestions d'ordre opposé, comme celles qui changent l'amidon en glycose et le sucre cristallisable en sucre incristallisable.

B. Je n'ai rien à dire de la glycogénie hépatique qui est une saccharification ; de la bile qui n'est pas un ferment, mais un agent de saponification ; ni du fluide pancréatique qui, à son action émulsive, réunit la propriété de saccharifier les matières amylacées, comme la diastase salivaire ; et je conclus que les actes physiologiques qui s'accomplissent dans le tube digestif sont des *digestions* (dissolution et mélange); que les ferments et les fermentations qu'on peut y rencontrer sont des accidents dus au parasitisme, parasitisme auquel s'oppose, dans l'état de santé, les propriétés *fermenticides* du suc gastrique et de la bile. Enfin, bien que les actions digestives de ces deux fluides se complètent l'une par l'autre et leur donnent une importance spéciale, on ne peut perdre de vue que l'action digestive n'est pas localisée dans le tube digestif, et qu'elle se produit dans toute l'économie en présidant à la fonction de désassimilation ; car, en envisageant cette fonction à un point de vue général, et en reconnaissant qu'elle accompagne toujours l'assimilation, on ne peut s'empêcher de lui reconnaitre un principe inférieur à celui de la genèse continuelle qui l'équilibre pour constituer la vie. La désassimilation est le fait du mouvement commun que nous attribuons aujourd'hui aux forces physico-chimiques, tandis que l'assimilation est le résultat d'un principe vital qui, connu par ses effets seulement, prouve qu'il a la puissance de transformer momentanément la matière, en subordonnant un instant les lois qui la régissent à celles de l'ordre physiologique. Les êtres vivants peuvent donc tourner à leur profit les effets physico-chimiques de la digestion, comme on le reconnait non-seulement pour ceux qui ont un appareil digestif, mais encore pour les organismes les plus simples. Seulement la cellule ne digère pas, elle est *digérée* par les fluides qui la baignent pendant qu'elle est occupée à s'assimiler des matériaux.

Plus le mouvement d'assimilation est grand, plus il doit mettre en activité les forces digestives ; car le liquide organisable (blastème), qui a cédé des éléments plastiques, tend à reprendre ses propriétés inorganiques, c'est-à-dire chimiques. Aussi peut-on reconnaître aux parties vives une propriété digestive qui est la conséquence de leur vitalité. C'est ainsi que la plaie faite à un chien digère la grenouille vivante qu'on y a introduite.

CHAPITRE XIX.

Du ferment hématique.

De même que j'ai tenté d'établir qu'il existe des ferments physiologiques dans le règne végétal, je vais essayer de montrer qu'on peut en admettre dans le règne animal ; mais je me bornerai à indiquer deux genres de ferments, celui du sang et celui de la semence. J'entre avec d'autant plus de confiance dans cette voie nouvelle que je ne suis pas le premier à l'ouvrir ; car c'est ainsi que s'exprimait M. Pasteur (1), il y a deux ans, en terminant son mémoire sur les mycodermes du vin et du vinaigre : « Nous venons d'apprendre qu'il existe des cellules organisées qui ont la propriété de transporter l'oxygène de l'air sur toutes les matières organiques, les brûlant complétement avec un grand dégagement de chaleur ou les arrêtant à des termes de composition variables. C'est l'image fidèle de la respiration et de la combustion qui en est la suite, sous l'action de ces globules organisés que le sang apporte sans cesse dans les cellules pulmonaires, où ils viennent chercher l'oxygène de l'air pour le répandre ensuite dans toutes les parties du corps, afin d'y brûler, à des degrés divers, les principes de l'économie. »

Cette manière d'envisager les globules sanguins, si elle est vraie, doit concorder avec les notions physiologiques acquises ; et de plus

(1) *Compt. rend.*, t. LIV, février 1862.

elle peut expliquer bien des énigmes pathologiques dont la physiologie n'a pas encore donné le sens.

Des globules du sang. — De l'ensemble des recherches qui ont été faites à leur égard, il résulte qu'on en distingue trois ordres : les globules rouges (hématies), les globules blancs (leucocytes), et les globulins.

Les globules rouges, dans l'espèce humaine, ont la forme de petits disques circulaires, aplatis, plus épais à leur bord qu'au centre D'après MM. Prévost et Dumas, leur diamètre est de $1/130^e$ de millimètre; d'après M. Mandl (1), de $1/125^e$; d'après M. Robin, $0^{mm},007$, pour leur grand diamètre et parfois moins de $0^{mm},002$ pour leur épaisseur.

Hors du vaisseau, ils s'altèrent plus ou moins vite, en se déformant et s'agglutinant ordinairement comme des rouleaux de pièces de monnaie, adossement qui est favorisé par leur forme aplatie chez l'homme (2), et par leur exsudation plus visqueuse quand ils commencent à s'altérer. Quant à leur structure, on admet généralement qu'elle consiste en une enveloppe et un contenu granuleux. Chez l'homme et les mammifères adultes, ces globules ne présentent pas de nucléole, tandis qu'ils en ont chez les embryons et chez les oiseaux, les reptiles et les poissons.

Les globules blancs sont bien moins nombreux que les rouges : on en rencontre ordinairement 1 sur 200. Ils ont la forme sphérique et sont d'apparence chagrinée, bien qu'ils présentent un contour net. Lieberküln avait regardé ces corpuscules comme des animalcules parasites (3) qu'il a rangés dans les amibes.

Leur volume, plus considérable que celui des globules rouges, est de $0^{mm},01$. L'acide acétique les contracte et y fait apparaître parfois des noyaux. Aussi M. Robin (4), se fondant sur cette réaction, ad-

---

(1) *Anat. microscop.*, 1838.

(2) On sait en effet que les globules elliptiques des oiseaux n'offrent pas la même disposition.

(3) *Ueber Psorospermien (Muller's Archiv für Anat. und Physiol.*, 1854, p. 11.

(4) *Journal de physiologie de l'homme et des animaux*, 1859. p. 11.

met-il deux variétés de cellules, l'une à noyau et l'autre sans noyau.

M. Warthon Jones (1) a également reconnu deux espèces de globules bl ncs, savoir : des cellules granulées et des cellules nucléolées.

Je n'ai que peu de chose à dire de ces globules, car leur fonction est inconnue. On sait seulement qu'ils viennent des lymphatiques, et qu'ils sont plus abondants après les repas ; que leur quantité est assez gr ande dans la rate, qui probablement les retient plus facilement à cause de leur grosseur. On a supposé que ces globules étaient destinés à se transformer en hématies ; cette opinion est renversée par le volume plus considérable des leucocytes, et par leur apparition postérieure à celle des globules rouges qui se montrent avant eux chez l'embryon dans l'*area vasculosa* du blastoderme.

L'abondance de ces globules coïncide en pathologie, avec l'hypertrophie des ganglions lymphatiques, avec les grosses rates des fiévreux et avec un grand nombre de cas où les malades anémiés offrent une assez grande disposition aux congestions.

Les globulins, appelés par M. Müller *granules lymphatiques*, à cause de leur origine, et *granules élémentaires* par M. Kölliker, en vue de leur destination, se présentent sous la forme de petits noyaux sphériques tantôt libres, tantôt agglomérés. Ils sont peu nombreux et ont environ 1/300ᵉ de millimètre. D'après MM. Schultz et Müller, ces granules serviraient à la formation des globules rouges.

De la fonction des hématies. — La matière des globules rouges donne deux principes extractifs, la globuline et l'hématosine. Ce qui caractérise cette dernière substance, c'est sa richesse en fer (7 pour 100) ; aussi, bien que cela ne soit pas encore rigoureusement démontré, est-il probable que cette matière colorante doit au fer son pouvoir absorbant pour l'oxygène. Saturé de ce gaz, le globule rutilant contiendrait un composé ferrique, tandis que privé d'oxygène, sa couleur noire serait due à un composé ferreux.

---

(1) *Philos. Transac.*, 1846, p. 71.

Quoi qu'il en soit, on sait que le fer est la base de l'hématosine et par suite un élément indispensable au globule rouge. Quant au pouvoir absorbant des hématies, on le démontre en agitant à l'air du sang défibriné ; car il absorbe deux fois plus d'oxygène qu'une égale quantité de sérum.

On sait également que dans les poumons, les globules sanguins absorbent de l'oxygène, pendant que la liqueur du sang exhale l'acide carbonique qu'elle tenait en dissolution. Ce double acte, qui constitue l'hématose, dispose le sang à devenir vivifiant, parce qu'il est revivifié lui-même. Le sang passant ensuite des artères dans les capillaires généraux, y produit de la chaleur et de l'électricité, ou plutôt continue à en produire ; et cette calorification est le résultat d'une véritable combustion, comme l'a si bien établi Lavoisier. Le combustible est fourni par les corps gras, les substances hydrocarbonées et même par les matières protéiques. Les produits sont l'urée et l'acide urique, les principes de la bile, et enfin les éléments qui s'exhalent par les surfaces pulmonaires et cutanées (vapeur d'eau et acide carbonique).

En considérant les hématies comme ferment, ce qu'elles présentent de singulier est simplement leur nature amphibie, c'est-à-dire la condition où elles sont de faire une provision d'oxygène pour vivre ensuite dans un milieu liquide (1). Cette alternance, que rend encore plus frappante leur changement de couleur, ne prouve cependant rien contre la théorie qui voudrait les assimiler à de véritables ferments. Ce qu'il importe, c'est que le globule sanguin puisse être regardé comme un organisme dont l'évolution s'accompagne de modifications sensibles dans le milieu où il est placé, et à lui seul attribuables. Tel est le cas du globule sanguin.

Au point de vue physiologique, cette théorie ne peut présenter qu'un côté intéressant, c'est celui de la spécificité du sang. Les expériences faites jusqu'à ce jour sont trop peu nombreuses pour qu'on

---

(1) Il est probable que l'hématosine a pour fonction de satisfaire à cette provision d'oxygène, en étant tour à tour oxydée et réduite. Cette propriété de l'hématosine lui est du reste commune avec beaucoup de matières colorantes.

puisse se prononcer pour ou contre. Mais, en voyant les différences si sensibles qui se présentent dans les globules sanguins des divers genres et des divers ordres de la série animale, on serait tenté *a priori* de croire que chaque espèce a son sang propre qui ne pourrait convenir à une autre espèce. C'est une question qu'il ne sera possible d'éclairer complétement que par la transfusion et par l'examen du sang des métis.

En pathologie, le rôle des globules sanguins, encore peu étudié, paraît devoir expliquer beaucoup de phénomènes qui sont observés sans être interprétés. On sait cependant, d'après les expériences de MM. Doyère et Rayer, que dans le choléra, l'algidité et la cyanose répondent parfaitement à l'état des globules sanguins. M. Doyère (1) a vu dans 170 expériences que plus la maladie est grave, plus la quantité d'oxygène expirée se rapproche de la quantité de ce gaz inspiré. Dans ces expériences, la quantité d'acide carbonique exhalée est tombée jusqu'à 2, 3 pour 100, et celle de l'oxygène absorbé à 3 pour 100 chez les malades qui ont guéri; mais, lorsque la maladie devait se terminer fatalement, les chiffres descendaient à 1,75 pour l'oxygène, et 1,45 pour l'acide carbonique.

M. Rayer, qui dès 1832 avait annoncé que l'air expiré par les cholériques contient plus d'oxygène que celui qui est expiré physiologiquement, a constaté que le sang de ces malades est plus difficilement oxygénable à l'air que celui des autres. Enfin l'état poisseux de ce sang, la viscosité des globules, et le défaut de circulation capillaire qui en est la conséquence, tout tend à démontrer que dans cette maladie il y a une altération du sang qui atteint primitivement ou consécutivement les globules sanguins.

Pour la fièvre typhoïde et la pneumonie aiguë, M. Doyère, dans une série d'expériences faites dans le service de M. Rayer, a constaté qu'il y avait dans l'air expiré une proportion aussi faible d'acide carbonique que chez les cholériques. M. Malcolm (2), à l'hô-

---

(1) *Moniteur des hôpit.*, t. II, p. 97; 1854.

(2) *Gazette méd. de Paris*, t. XII. p. 24; 1844.

pital de Belfort, a trouvé, de son côté, que dans le typhus l'exhalation d'acide carbonique est beaucoup moindre que dans l'état normal, qu'elle est d'autant plus faible que la maladie est plus grave.

Enfin, d'après MM. Hervier et Saint-Lager (1), on peut diviser les maladies en trois classes :

1° Celles où la proportion d'acide carbonique augmente, ce sont les phlegmasies, à l'exception de celles qui gênent la respiration ou la circulation : péricardite, pleurésie, pneumonie, phthisie pulmonaire, etc. ;

2° Celles où la proportion de ce gaz est normale : maladies chroniques ;

3° Les maladies ou l'acide carbonique exhalé diminue : typhus, fièvres éruptives.

Cette division prouve que dans les maladies de cause miasmatique, la vitalité des globules sanguins se trouve lésée. On pourrait probablement ajouter à cette troisième division l'ictère, où les éléments de la bile se trouvant résorbés, agissent comme dissolvant sur le sang, et le scorbut, où les globules sont altérés par un défaut de nutrition.

Au point de vue de l'hygiène, la quantité de globules restant la même, on peut attribuer la cause des maladies dites *de richesse* à ce que la circulation capillaire, et par suite la puissance comburante des globules, n'est pas suffisamment activée par l'exercice qui représente la dépense. Dans la plupart de ces cas, les produits de la calorification ne sont pas légitimes, car au lieu d'être principalement de l'urée, de l'acide carbonique, de la vapeur d'eau et des produits éliminables par le foie, ce sont des produits moins oxydés et moins solubles qui altèrent alors le sang par leur présence anomale. On voit donc que, d'après la quantité des hématies, et d'après leur activité, la fonction de calorification peut varier quant à la chaleur manifestée et quant aux produits qui en sont le résultat.

Or, comme on sait que cette fonction est propre aux globules sanguins et résulte de leur circulation dans les capillaires, il n'est nul-

---

(1) *Recherches sur les quant. d'ac. carbon. exhalées par le poumon*, p. 17; Lyon, 1849.

lement hypothétique, dans l'état actuel de la science, de considérer les hématies comme des ferments, dont l'activité varie suivant les conditions de la fermentation.

Cette fermentation suppose chez les mammifères une température fixe, des aliments combustibles et plastiques, une grande circulation aussi développée que possible et une petite circulation ou circulation pulmonaire, libre d'entraves et permettant aux hématies d'emprunter à l'air l'élément comburant qui doit servir à la production du calorique : car la chaleur est nécessaire à la vitalité des hématies, comme à celle de toutes les parties de notre organisme où s'accomplissent des phénomènes d'assimilation et de digestion.

CHAPITRE XX.

De l'agent séminal considéré comme ferment.

Dans ce phénomène mystérieux de la fécondation où les laborieuses recherches des plus illustres physiologistes ont démontré les erreurs des métaphysiciens, plus encore qu'elles n'ont expliqué le côté physique de la question, on a été tenté jusqu'à présent de ne voir qu'une action catalytique, ou bien l'on a attribué au zoosperme une destination que l'observation n'a pu lui reconnaître.

Les physiologistes sont d'accord sur trois points :

1° L'ovule femelle ne contient, avant la fécondation, aucun rudiment de l'être futur.

2° L'ovule mâle, complétement développé, contient des spermatozoïdes.

3° La fécondation résulte du contact des spermatozoïdes avec l'ovule femelle, et elle s'annonce par un travail de segmentation du vitellus, auquel succède l'apparition de la tache embryonnaire.

Ces trois points, qui sont le résultat de nombreuses et laborieuses observations, anéantissent complétement les systèmes qui ont admis un germe avant la fécondation ; à plus forte raison détruisent-ils l'emboîtement réciproque des germes de Bonnet (1).

On sait donc maintenant que la tache germinative disparaît avant la fécondation et n'est probablement que le noyau qui a servi au développement de la cellule vitelline. L'ovule échappé de l'ovaire par la rupture d'une vésicule de Graaf chemine dans la trompe, s'y recouvre d'albumine, c'est-à-dire d'une provision de substance absorbable, qui sert ultérieurement au grossissement de l'ovule. Quand celui-ci rencontre dans sa migration de la liqueur séminale, les spermatozoïdes qu'elle contient sont englobés en nombre variable dans les couches concentriques d'albumine, et ils continuent à s'y mouvoir pendant un temps encore assez long. C'est alors que l'ovule est fécondé et que commence son travail de segmentation. Ici trois hypothèses sont à faire: 1° On peut supposer que les spermatozoïdes ne franchissent pas la membrane vitelline, mais que par une action de présence (ou de *polarisation*) ils réveillent l'activité plastique du vitellus. C'est ainsi qu'aurait été créé le monde d'après le langage qu'on prête à Moïse (2) : « L'esprit était porté à la surface des eaux. »

2° On peut penser avec Leeuwenhock, Boerhaave, Wolf, Lieutaud, que le spermatozoïde pénètre dans le vitellus et s'y développe en embryon microscopique ; ou avec MM. Provost et Dumas (3), que le spermatozoïde est appelé à former le sytème nerveux de l'animal.

3° On peut admettre enfin que la fécondation résulte de la présence d'un spermatozoïde dans le vitellus, mais non plus à titre de rudiment d'une partie ou de la totalité du futur embryon, mais simplement comme un organisme-ferment appelé à produire le travail de segmentation d'où doit résulter la membrane blastodermique.

---

(1) *Considérations sur les corps organisés* : Amsterdam, 1762.

(2) Le texte hébreux du *Sepher* prête à une autre version qui est plus rationnelle, et F d'Olivet a pensé avec raison que Moïse n'a pas voulu parler de la création matérielle, mais de la création idéale ou en puissance d'être.

(3) *Ann. des sc. nat.*, t. II, 1re série.

Ces deux phénomènes de segmentation du vitellus et d'organisation du blastoderme, sont si importants que « s'ils ne dépendent pas absolument de la fécondation, dit M. Longet (1), ils se lient du moins à elle d'une manière si immédiate, que leur cours commence à peine et s'interrompt bien vite dans les œufs qui n'ont pas reçu l'influence vivifiante du sperme. »

D'après les recherches que j'ai commencées (2), je suis disposé à croire que la segmentation de la sphère vitelline s'opère sous l'influence de l'élément globuleux du spermatozoïde. Celui-ci, arrivé dans le vitellus, perdrait son appendice filiforme, et alors, son globule capital éprouvant un nouveau développement dans le milieu nutritif du vitellus, ce globule augmenterait de volume et prendrait l'apparence d'un gros globule graisseux. C'est ce globule qui, s'étranglant pour se scinder en deux globules, produit le premier degré de la segmentation, comme l'a vu M. Coste (3). Il y aurait donc pour ce globule spermatique un mode de reproduction par scissiparité. Les globules produits, que l'on peut regarder avec M. Coste comme des sphères organiques, deviennent chacun la cause d'un groupement de granules, qui produit autant de segments dans le vitellus qu'il y a de sphères organiques comme centres d'attraction.

Cette segmentation parvenue à son terme, chaque sphère granuleuse s'organise en cellule par la coagulation de sa surface qui se transforme en membrane. Comme pendant ce temps l'ovule augmente de volume par l'absorption de l'albumen enveloppant, les cellules sont refoulées à la périphérie, elles se pressent, deviennent polyédriques, adhèrent à la membrane vitelline. Ainsi se forme la membrane embryogénique ou le blastoderme.

C'est lorsque le blastoderme s'est organisé qu'un point de sa surface s'obscurcit et qu'on reconnaît le *cumulus proliger*, c'est-à-dire la tache embryonnaire. Vient ensuite le dédoublement du blasto-

---

(1) *Traité de physiol. de la génération*, p. 143.

(2) Ces recherches seront l'objet d'un mémoire.

(3) *Hist. gén. et part.*, p. 65.

derme en feuillet externe ou animal et en feuillet interne ou végétatif. Puis successivement apparaissent l'amnios, la vésicule ombilicale et l'allantoïde. C'est alors que l'ovule fécondé est comparable à une graine composée d'un germe et de cotylédons ; car dans la série des êtres, s'il semble qu'il y ait une opération commune, c'est celle de la fécondation.

On observe à l'égard du développement des germes produits par fécondation, des différences qui sont en rapport avec l'évolution plus ou moins parfaite à laquelle ces germes sont appelés.

L'œuf des ovipares représente à la fois un germe et une matrice destinée à son développement ; l'ovule des mammifères représente la même chose, mais l'embryon, au lieu de s'y constituer fœtus, pour passer ensuite dans le milieu commun, c'est-à-dire pour voir le jour, l'embryon des mammifères exige une vie de transition qu'il trouve dans l'utérus. On peut donc considérer l'organe de la gestation comme une seconde matrice qui est nécessaire aux animaux les plus parfaits.

Dans le règne végétal, les phanérogames produisent des graines jusqu'à un certain point comparables aux œufs des ovipares ; mais les cryptogames se reproduisent par des germes qui se développent directement dans le milieu où ils peuvent trouver des matériaux d'assimilation. Les êtres inférieurs de la série animale, comme les cryptogames, peuvent se reproduire sans appareil spécial de génération et sans ovulation, et même parmi eux un grand nombre de ceux qui jouissent d'appareils de reproduction participent également dans leur multiplication du mode cryptogamique.

On est donc autorisé à distinguer l'ovule du germe, car le premier peut se présenter sans l'autre et réciproquement. L'idée du germe répondant à une notion positive qui résulte d'une disposition anatomique sensible, on est en droit de se demander comment un physiologiste aussi éclairé que M. Pouchet (1) prétend rayer le mot et l'idée du langage et de la science. Mais la distinction de

---

(1) *Nouvelles expér. sur la génér. spont.*, 1861.

l'ovule et du germe subsistera probablement malgré les hétérogénistes qui édifient leur système sur une base vraie, *l'ovulation spontanée*, phénomène qui n'implique nullement l'idée de génération spontanée.

En résumé, la fécondation très-complexe chez les mammifères, résulte de l'action des spermatozoïdes sur l'ovule femelle. Cette action est comparable à celle d'un ferment qui croît et se multiplie. Mais ici la conséquence du ferment, est la formation de cellules dont il joue le rôle de noyau. Le but de cette organisation par fermentation, est la formation du blastoderme.

Mais comment l'embryon se forme-t-il dans le blastoderme ? C'est ce qu'on voit sans connaître l'agent mystérieux qui préside au développement de tel ou tel embryon.

Le physiologiste peut dire qu'il voit un germe sans pouvoir accuser de quelle espèce il est, à moins qu'il ne sache de quelle espèce vient le blastoderme qu'il a sous les yeux. C'est que la notion de germe est une notion positive en physiologie, en tant qu'elle a pour objet de définir la disposition organique qui doit servir de *substratum* à l'être qui se développera dans notre milieu matériel ; mais, comme cet être ne révélera sa nature que par ses propriétés sensibles, tant qu'il n'est qu'à l'état de rudiment, on ne peut le connaître directement puisqu'il n'est pas encore manifesté ; l'origine seule du germe caractérise donc son espèce, et, comme on est forcé de reconnaître à cette origine une influence incontestable sur les dispositions futures de l'être en évolution, on est tenté d'attribuer aux dispositions matérielles qui nous sont apparentes cette influence encore inexplicable ; cependant il faut avouer que les différences sensibles que l'on observe dans la génération des différentes espèces, ne sont nullement suffisantes pour expliquer la variété des produits, si l'on ne veut invoquer que les propriétés de la matière disposée de telle ou telle façon.

En effet, la différence des spermatozoïdes et celle des ovules n'est pas tellement grande qu'elle puisse satisfaire la raison en expliquant la différence des produits. Si, chez les êtres élevés, on peut encore saisir des différences considérables, sinon quant aux agents de la génération, au moins quant aux milieux destinés à l'effectuer, dans les degrés inférieurs de la série animale, les différences sont bien moins appréciables, surtout lorsqu'il s'agit d'espèces qui, vu leur simplicité d'organisation, peuvent se reproduire comme les cellules de nos divers tissus, c'est-à-dire aux dépens d'un blastème.

Peut-on conclure que les êtres qui se reproduisent par des blastèmes peuvent être générés spontanément?

Les données actuelles de la physiologie ne semblent nullement autoriser une pareille conclusion, car on sait que la génération se fait toujours par épigénèse, c'est-à-dire par développement successif des parties de l'embryon, et si l'on remonte aux premiers degrés d'organisation soit dans un blastoderme, soit dans un blastème, on trouve la même chose : car les cellules du blastoderme se résolvent en un blastème. Mais, dans ce dernier cas, les éléments granuleux des cellules blastodermiques sont les séminules ou les germes des nouvelles cellules qui se substituent aux premières. *Toute génération résulte donc de la formation de nouvelles cellules dans un blastème par l'office de granules qui se sont formés au sein de cellules préexistantes.*

Telle est la plus simple expression de la reproduction. On peut donc admettre que des organismes cellulaires se reproduisent sans un grand luxe d'appareil si le milieu où ils peuvent naître est aussi celui où ils peuvent vivre; car il leur suffit d'un blastème.

Mais ici ce n'est pas le blastème qui de lui-même, au hasard, ou d'après sa seule composition chimique, pourra produire telle ou telle espèce, comme le veulent les hétérogénistes; le blastème ne produira qu'à la condition de contenir ou de recevoir des granules ayant appartenu à une espèce donnée et ayant conservé leur spécificité. Ces granules, qui jouent l'office de germes, sans être pour cela des germes tels qu'ils sont admissibles en ovologie, ces granules peuvent être considérés comme des unités organiques qui, détachée de la masse, où elles se sont formées, peuvent encore se développer quand elles rencontrent le milieu qui est propre à leur nutrition ; ces granules sont donc des propagules, comme on en voit dans les cryptogames.

Il est impossible, en admettant pour les infusoires ce mode de reproduction, de vouloir vérifier directement dans l'air l'existence de ces propagules, ainsi que M. Pouchet a voulu le faire, pour y démontrer la rareté des ovules. La méthode de M. Pasteur semble seule capable d'ouvrir un vaste champ à l'analyse des germes ou des propagules tenus en suspension dans l'atmosphère. Si donc nous ne connaissons pas encore la nature des miasmes, le moment n'est pas éloigné où nous pourrons les définir en les observant facilement, non plus à l'état de particules indéfinissables au microscope, mais à l'état de microphytes ou de microzoaires complétement développés dans des milieux à leur convenance.

L'étude que je viens de faire des ferments m'a amené logiquement à les envisager sous un nouveau jour.

Après avoir considéré ces organismes au point de vue des *modifications chimiques* qu'ils produisent dans les milieux où ils se développent, j'ai dû les considérer en dernier lieu, principalement en raison des *modifications organiques* qu'ils peuvent éprouver soit pour se reproduire eux-mêmes, soit pour reproduire une espèce phanérogame.

Dans cet exposé trop rapide pour être aussi clair que je le voudrais, j'ai admis des ferments physiologiques, après avoir parlé de ceux qui produisent des fermentations spontanées. Ces dernières, qui ne sont spontanées que parce qu'elles se produisent le plus souvent sans la volonté de l'homme, présentent par conséquent un caractère fatal qui les a fait prendre uniquement comme des phénomènes chimiques de dédoublement ou d'oxydation, jusqu'à ce que ces fermentations, mieux connues, se soient présentées comme le résultat de la vie; aujourd'hui qu'elles rentrent dans le domaine de la physiologie, en raison de la vitalité des ferments, on est en droit de se demander quel est le rapport de ces ferments avec les miasmes, et par suite, quel est le rôle des fermentations en pathologie.

Les ferments, quels qu'ils soient, appartiennent à la physiologie à titre d'organismes, mais par rapport aux êtres dans le sein desquels ils peuvent prendre naissance, ils méritent d'être distingués selon qu'ils se trouvent normalement dans un milieu, ou qu'ils y

prennent naissance accidentellement ; dans le premier cas, ils méritent le titre de *ferments physiologiques*, et, dans le second, je crois
qu'on peut leur attribuer le nom générique de *miasme*, parce qu'il
implique l'idée d'un transport par l'air, sans lequel la fermentation
ne s'établirait pas.

En distinguant les ferments en physiologiques et en miasmatiques,
je ne fais donc allusion qu'à leur origine.

TROISIÈME PARTIE

CHAPITRE Ier

Des miasmes et des virus considérés comme ferment.

En renouvelant une hypothèse depuis longtemps soulevée pour expliquer la cause de certaines maladies, je ne puis me proposer que de la présenter sous un jour rationnel, sans oser prétendre la démontrer.

S'il est vrai, comme j'ai cherché à l'établir, que chez les êtres vivants il y a deux lois qui s'équilibrent pour maintenir la vie, l'une physico-chimique, présidant aux phénomènes de dissolution ou de digestion ; l'autre physiologique, subordonnant la première au profit des phénomènes de nutrition et de genèse, on est autorisé à chercher les causes des altérations morbides dans la sphère de l'une ou de l'autre de ces lois.

Malgré les erreurs appartenant à l'iatrochimie, qui a pu être exclusive au même titre que tous les systèmes, on ne peut mettre en doute que la chimie ait rendu d'énormes services à la médecine, par le concours qu'elle a prêté à la physiologie et à la thérapeutique. Il est au contraire permis de douter qu'elle ait été immédiatement bien utile à la pathologie. Ce n'est pas ce que l'on eût pu attendre du progrès de la chimie et de son application à la médecine ; car on constate facilement que les lois physiques reprennent un empire d'autant plus grand sur la matière du malade qu'il est plus loin de l'état physiologique ; donc on eût pu penser *a priori* que l'intelligence des réactions chimiques allait jeter un jour tout nouveau sur la pathologie. Mais en réalité la maladie et même la mort ne peuvent soustraire l'homme, ou sa matière organisée, aux lois de la physiologie générale ; seulement le malade représente des actes physiologiques amoindris ou exagérés, déviés dans leur ensemble ; et de plus il offre de nouveaux actes qui varient avec les maladies pour se reproduire avec la même.

Ces actes morbides sont en partie explicables, car ils se traduisent par des signes dont la physiologie humaine nous donne la clef ; mais, en grande partie, ils sont encore inexpliqués au point de vue des causes qui les provoquent, et surtout de cette nature spéciale qui tend à leur donner une évolution à peu près identique dans chaque maladie qu'ils accusent.

Si les maladies dues à des causes spécifiques ou essentielles sont celles qui paraissent les moins explicables par la physiologie humaine et le sont encore moins par la chimie, ne peut-on pas espérer de les voir éclairées tôt ou tard par la physiologie générale? C'est ce que l'on est en droit d'attendre si les essences de ces maladies sont des ferments. Déjà le plus grand nombre des médecins acceptent cette hypothèse, qui jusqu'à présent peut seule expliquer l'incubation du principe morbide et sa reproduction dans l'économie qu'il affecte.

La tradition et le langage médical sanctionnent aussi cette hypothèse soutenue tour à tour par Van Helmont, Thomas Willis, Sylvius de Le Boë, Linné (1), Slevogt (2), Pringle, etc. Et ceux qui n'ont pas admis des ferments ont supposé des essences morbides et ont établi des causes essentielles.

Aujourd'hui nous admettons encore trois ordres de causes, dont l'une inconnue ne se résout nullement par les deux autres, que l'on apprécie facilement.

Chaque être peut sortir de son cadre physiologique en faisant des infractions à sa loi naturelle, soit dans son évolution, soit dans son hygiène. Ces infractions sont dites *causes prédisposantes*.

La prédisposition acquise, l'individu peut recevoir la cause prochaine ou essentielle de la maladie sans devenir malade.

(1 *Amœnitates Academicæ : exanthemata viva*, t. V, p. 92.

(2) *Dissert. de fermentationibus microcosmicis*. In-4°; Iéna, 1696.

Tels sont ceux qui, dans une épidémie, ont une santé délicate et vivent dans le foyer du miasme.

A ces deux genres de causes, il faut joindre les *causes occasion-nelles* qui font éclater la maladie. C'est ainsi qu'en pathologie interne, on est forcé d'admettre des causes successivement prédisposantes, disposantes et déterminantes.

Les causes disposantes ou essentielles n'appartiennent très-manifestement qu'aux maladies miasmatiques et virulentes ; ce sont elles qui, par une influence épidémique ou sporadique, constituent des dispositions latentes en contaminant sourdement l'organisme, jusqu'à ce que l'occasion vienne trahir l'incubation du principe morbifique.

Les fièvres essentielles (la synoque exceptée), les fièvres éruptives, les maladies virulentes, si on les considère au point de vue nosologique, se distinguent en ce qu'elles sont infectieuses, ou contagieuses (1) ou inoculables. On peut dire d'une manière générale que les maladies contagieuses sont toujours inoculables et souvent infectieuses, tandis qu'il est un grand nombre de maladies inoculables qui ne sont pas infectieuses. C'est que, dans les premières, plusieurs, qui sont miasmatiques en principe, donnent des produits virulents qui sont à la fois infectieux, parce qu'ils fournissent à l'air une source de miasmes, et inoculables, parce qu'ils représentent une somme de matière spécifique.

De ce que tels principes morbigènes trouvent un moyen de transport facile dans l'air où ils passent à l'état de miasmes, lorsque d'autres sont dépourvus de cette faculté et ne peuvent se communiquer qu'avec les humeurs où ils se sont développés, on peut certainement en déduire une différence énorme en pratique. Cette diffé-

---

(1) La contagion est le fait de l'absorption qui résulte du contact ; elle est dite *immédiate* quand elle a lieu par la peau, *médiate* quand elle s'effectue par la muqueuse des voies respiratoires. Mais, comme le contage des agents morbigènes avec les voies respiratoires ne se fait que par le transport de l'air, je donnerai, avec M. Bouchut, à ce dernier mode le nom d'*infectieux*, pour distinguer plus facilement la contamination virulente de celle qui est miasmatique.

rence qui les sépare au point de vue clinique, les sépare-t-elle également quant à leur nature ? C'est ce que je discuterai quand je parlerai des maladies virulentes qui sont inoculables sans être infectieuses ; mais auparavant je comprendrai dans un même groupe les maladies qui sont à la fois miasmatiques et virulentes.

CHAPITRE II

Des miasmes.

J'ai suffisamment distingué le méphitisme de l'air miasmatique pour n'avoir pas à m'y arrêter longtemps ; il est seulement un point digne de remarque, c'est que les réactifs chimiques, comme nos moyens organoleptiques, accusent facilement le méphitisme, ce qu'ils ne font pas relativement aux miasmes.

Thénard et Dupuytren, Julia, Moscati, Rigaud de l'Isle, Vauquelin, MM. Boussingault et Gigot, on reconnu, par de nombreuses expériences, que l'air miasmatique contient de la matière organique en suspension ; l'observation en a été faite pour l'air des marais (1) et pour celui des salles d'hôpitaux par le même procédé. Il suffit d'exposer un vase contenant un mélange réfrigérant soit au-dessus de l'eau, pendant qu'on remue la vase, soit dans un endroit où l'air est confiné, pour condenser sur les parois du vase une certaine quantité de rosée, dans laquelle les réactions accusent ensuite une notable proportion de matière azotée. Le microscope, avec un fort grossissement, accuse lui-même des *corpuscules* dans cette eau.

Ce que j'ai dit de la multiplication des levûres par séminules, et du rôle des granules dans la reproduction au sein d'un blastème, ne permet de considérer ces corpuscules ou *cytoblastions*, comme

---

(1) Bechi, *Compt. rend.*, avril 1861 (*Air des maremmes de la Toscane*

le véritable moyen de propagation et de reproduction des infusoires.

Ce que j'ai établi seulement pour des levûres a été fait tout
récemment à Londres pour les infusoires en général. M. G. d'Auvray (1) vient d'envoyer à l'Académie un mémoire qu'il résume
ainsi :

« 1° A l'aide de substances poreuses artificielles, entrant dans
la composition de l'appareil auquel je donne le nom de *biodyali-
seur*, et en mettant l'endosmose en jeu, j'arrive à opérer le tirage
par ordre de grosseur de tous les corpuscules microscopiques en
suspension dans un liquide ;

« 2° Par des perfectionnements apportés au microscope (spécialement au mode d'éclairage de cet instrument), et qui ont pour effet
d'accroître très-notablement son pouvoir amplifiant, je rends visibles
les corpuscules isolés par voie de dyalise, y compris les germes des
monadaires et des protophytes: et c'est à dessein que j'emploie le
mot *germes*. »

Il me semble que le mot employé par M. d'Auvray doit être
abandonné, parce qu'un mot qui exprime des choses différentes
n'est plus un mot scientifique ; laissant donc la dénomination de
germe à la tache embryonnaire des ovules, au *cumulus proliger*,
je continuerai à appeler *cytoblastions* ou *propagules* les corpuscules reproducteurs d'un grand nombre d'infusoires.

Jusqu'à ces derniers temps, la micrographie de l'air atmosphérique avait été négligée, mais elle a reçu une heureuse impulsion
sous l'influence de la discussion qui s'est établie entre les hétérogénistes et les panspermistes (2).

Les observations de M. Pouchet (3) démontrent, au profit de son
système, que les spores et les ovules véritables se rencontrent, mais
en faible quantité, dans l'air. Malgré cette stérilité apparente, l'air
qui contient peu ou point de germes accusables n'en est pas moins

---

(1) *Compt. rend.*, 15 février 186 .
(2) Joly et Musset, *Compt. rend.*, 1860, p. 647 (*Études microscopiques de l'air*).
(3) *Génération spontanée*, 1864. p. 64 et suiv.

apte à provoquer l'apparition de plusieurs espèces d'infusoires. Cette fécondité de l'air, presque partout où il est pris, est due aux *propagules*. Mais comment en être convaincu, quand ces corpuscules organiques sont si petits et si faciles à confondre avec les grains de fécule dont M. Pouchet a reconnu toujours la présence près des lieux habités ?

Une seule méthode me paraît légitime, c'est l'ensemencement pratiqué comme le fait M. Pasteur et ayant pour objet de rendre sensibles et observables les propagules, par leur développement dans un milieu convenable. Tel est le moyen rationnel que j'emploierais pour déterminer l'espèce d'un miasme donné. Ce moyen est la conséquence même de la nature qui est reconnue aux miasmes, car si ce sont des corpuscules reproducteurs, ils ne peuvent être démontrés que physiologiquement. Il semble cependant que cette méthode ait besoin, pour être légitime, que la question de la génération spontanée soit tranchée ; mais je ferai observer qu'elle résulte d'une donnée qui est incompatible avec l'hétérogénie, à savoir : qu'à défaut de spores et d'ovules, les infusoires se reproduisent par des cytoblastions. Or, si les corpuscules organiques n'avaient pas de pouvoir reproducteur (1), l'hétérogénie serait absolument vraie ; le miasme serait imaginaire, et l'on devrait, pour expliquer les épidémies, attribuer les maladies qui se propagent par contagion médiate, à des sympathies qui feraient éclater des *dispositions morbides définies*, définies quant à la maladie particulière qu'elles produiraient, mais indéfinissables quant à leurs causes et seulement explicables par *le péché de l'homme*.

L'opium fait dormir par une propriété dormitive ; la maladie affecte l'homme parce qu'il est mortel, ce sont des vérités trop

---

(1) Leur pouvoir reproducteur m'est démontré d'une manière incontestable par les expériences que j'ai faites, et ces expériences me semblent tout à fait décisives contre le système de l'hétérogénie, qui s'appuie sur ce prétendu dogme : *Il faut que chaque animal ait son œuf, chaque végétal sa graine.* Or l'œuf et la graine sont des matières qui ne sont pas toujours nécessaires à l'ovule et qui sont inutiles aux cytoblastions.

simples pour être contestées, mais elles ne nuisent nullement aux vérités scientifiques, et je ne doute pas que la physiologie générale ne puisse éclairer les causes des maladies putrides et virulentes, comme elle a déjà éclairé la nature des maladies parasitaires.

CHAPITRE III

De l'infiltration des miasmes dans l'économie

La continuité des tissus animaux, bien plus parfaite que celle des tissus végétaux, d'où l'indépendance respective des appareils de l'économie, doit faire regarder chacun de ces appareils comme un vase hermétiquement fermé, perméable seulement par endosmose ou imbibition. Autant il est donc facile d'admettre l'absorption, par l'économie, des substances solubles, autant il est impossible d'accepter l'absorption des matières solides, si petits qu'en puissent être les corpuscules. A cette garantie d'imperméabilité qui nous est donnée contre les miasmes, il faut ajouter la *puissance digestive* des liquides sécrétés à la surface des muqueuses qui forment le tégument interne (mucus bronchique, sucs salivaires, gastriques, bile et mucus intestinal). Les corpuscules miasmatiques qui ne sont pas expulsés avec les excrétions sont donc digérés, c'est-à-dire désorganisés et par conséquent annihilés.

D'après ces considérations, certains médecins pensent encore aujourd'hui qu'on ne peut admettre comme venant du dehors, les parasites qui se rencontrent dans l'intérieur des organes, et pour cette seule raison, ils acceptent la génération spontanée.

Comment expliquer la migration de spores, d'ovules et de propagules dans l'épaisseur des membranes ?

J'ai déjà dit que les sécrétions des muqueuses, et surtout celles du tube digestif, sont *fermenticides*, parce qu'elles sont dissolvantes par digestion ou diastase. Cependant nous voyons dans le tube digestif lui-même des ovules de parasites intestinaux qui par leur vitalité propre résistent aux sucs digestifs, s'implantent sur la muqueuse où ils s'enkystent pour progresser peu à peu vers l'appareil circulatoire ou dans l'épaisseur des parenchymes. Les spores, ordinairement d'une grande consistance, et difficiles à écraser entre deux lames de verre, comme l'a constaté M. Robin (1), peuvent également s'enkyster dans les muqueuses et s'infiltrer dans l'économie.

Ce qui démontre ce genre d'infiltration, c'est l'anthracosis des poumons et des ganglions bronchiques chez les vieillards. Si des particules excessivement fines de charbon, ou plutôt de noir de fumée, peuvent former des taches noires et même des amas palpables de carbone, en traversant passivement le tissu pulmonaire, on est certainement obligé d'admettre que des particules plus grosses puissent procéder de même, attendu que les membranes animales ne se laissent pas traverser en raison de la ténacité des corpuscules, mais bien par un travail d'enkystement. Celui-ci résulte d'abord de la reproduction constante de l'épithélium, qui tend à enchatonner le corps étranger ; puis du mouvement incessant qui compose et décompose les cellules et les fibres animales ; le corps étranger se trouve donc entraîné, par une suite d'oscillations, tantôt vers le centre, tantôt vers la périphérie des organes.

Si l'on observe que bien que d'une parfaite continuité, les membranes animales qui limitent les appareils sont en certains points très-peu épaisses et d'une ténacité relativement bien moins grande que celle des tissus végétaux, il devient facile de comprendre que les propagules qui arrivent dans les voies respiratoires, puissent souvent pénétrer la couche si mince qui dans les cellules pulmonaires, sépare de l'air les capillaires sanguins.

Ce que je viens de dire se rapporte à des corpuscules complétement inertes; or le mode de pénétration sera encore plus facile à comprendre s'il s'agit de propagules ou d'embryons microscopiques, ayant un mouvement propre. Tel est le cas, par exemple, des pso-

---

(1) *Dictionn. de méd.* de MM. Robin et Littré. p. 1327.

rospermies si bien étudiées par M. Balbiani (1). En parlant du noyau de ces organismes qui se développent à titre de parasites sur les poissons, il dit : « On voit ce globule (diamètre du globule sanguin), devenu une véritable spore, se dégager peu à peu, à l'aide de mouvements de contraction lents, des valves qui le tenaient emprisonné, et se mouvoir à la manière des amibes à travers les organes et les tissus avant de reproduire de nouvelles générations de psorospermes.

« On trouve ces parasites dans tous les organes des poissons où ils forment des amas plus ou moins volumineux. Il n'y a guère que les muscles du tronc et les centres nerveux où je n'aie pas encore réussi à les découvrir. Cependant la rate et les reins paraissent être leur siége de prédilection. Ils suivent ordinairement dans leur développement le trajet des ramifications artérielles, logés dans des follicules formés aux dépens de la gaine cellulaire des artères. »

Ce dernier trait prouve que pour les psorospermes comme pour les miasmes, je dirai même comme pour tout le monde, le chemin le plus court d'un point à un autre n'est pas la ligne droite, mais la voie la plus facile. Aussi l'appareil circulatoire est-il le moyen de transport des cytoblastions et des ovules dans les points même les plus éloignés de leur origine de pénétration; c'est ce qui explique comment le dragonneau ou le filaire de Médine peut passer de l'intestin dans toutes les parties du corps ; on peut en dire autant de tous les autres entozoaires qui, du tube digestif ou des poumons, envahissent les viscères les plus profonds de l'économie, et dont on a souvent observé les embryons dans le sang.

Si j'emprunte ici des exemples au parasitisme, il est pourtant loin de ma pensée de vouloir assimiler complétement les maladies miasmatiques aux maladies parasitaires. Car en admettant que dans les premières comme dans les secondes, les causes morbigènes soient des organismes, et qu'à ce point de vue leur nature soit identique, il importera toujours en pathologie de distinguer des éléments qui

---

(1) *Compt. rend.*, t. LVII, p. 157, juillet 1863.

appartiennent au même titre à la *physiologie générale*, mais qui agissent à des titres différents sur l'économie animale. Ce qui sépare le parasitisme du zymotisme (c'est-à-dire de la production d'organismes-ferments dans l'économie), c'est que dans le premier cas, il y a une affection locale, tandis que dans le second, il y a une maladie générale. En effet, les fièvres putrides et éruptives impliquent toujours des altérations du sang qu'on ne retrouve nullement dans les affections parasitaires, même dans la gale qui se rapproche le plus en apparence des fièvres exanthématiques.

Aujourd'hui donc, l'imperméabilité des appareils de l'économie animale aux corpuscules insolubles, n'est plus une objection sérieuse à faire contre l'hypothèse des propagules miasmatiques. La présence des entozoaires dans le sang, l'observation directe de leurs migrations à travers les tissus, ne laissent plus à penser davantage que la présence de ces entozoaires dans les viscères doive être expliquée par une génération spontanée.

<hr>

CHAPITRE IV

De l'origine des miasmes.

Il n'est plus possible actuellement d'admettre avec Hacquart (1), que « leur *source unique* est le corps de l'homme affecté de maladie. » Ce ne serait voir qu'un côté de la question, celui de la *contagion médiate*. L'influence des marais est aujourd'hui trop bien établie en hygiène pour être contestée. On peut dire, d'une manière générale, que tout foyer de putréfaction, qu'il soit dans un corps mort ou malade, qu'il soit dans un marais, est une source de miasmes.

« L'intérêt et l'utilité qu'offrirait une étude exacte de la putréfac-

---

(1) *Dict. des sc. méd.* en 60 vol., t. XXXIII, p. 355.

tion, dit M. Pasteur (1), n'ont jamais été méconnus. Depuis long-temps on a espéré en déduire des conséquences pratiques pour la connaissance des maladies, particulièrement de celles que les anciens médecins appelaient *maladies putrides*. Telle est la pensée qui gui-dait le célèbre médecin anglais Pringle, lorsqu'il se livrait, au milieu du siècle dernier, à des expériences sur les matières septiques et antiseptiques, afin d'éclairer les observations qu'il avait faites sur les maladies des armées. Malheureusement le dégoût inhérent à ce genre de travaux, joint à leur complication évidente, a arrêté jus-qu'ici la plupart des expérimentateurs, et, au demeurant, presque tout est à faire sur ce sujet. »

Comme c'est presque toujours la nécessité qui fait la loi, on a étudié plus particulièrement les effets de la putréfaction sur l'homme.

Les fièvres paludéennes et celles des camps ont rappelé trop de fois leurs effets meurtriers, pour qu'on n'ait pas cherché l'ex-pression de la cause. Mais, si l'on connaît aujourd'hui parfaitement les conditions dans lesquelles se développent les miasmes, il faut avouer avec M. Pasteur que presque tout est à faire pour con-naître leur nature. Il ne m'est donc possible ici que de rappeler les conditions différentes dans lesquelles se développent les miasmes divers.

On a remarqué que pour une même localité les effluves des marais semblent changer de propriétés selon l'état de ces marais ; les fièvres intermittentes sévissent pendant la première année de mise en eau ; la fièvre typhoïde remplace les fièvres d'accès pendant la deuxième année ; enfin, durant la troisième, lorsqu'on écoule l'eau des marais pour les pêcher, on observe des maladies charbonneuses et diphthé-ritiques. Si l'on joint à ces différences la variété des formes épi-démiques des fièvres typhoïdes, variété de formes qui semble accuser une différence dans l'agent morbide, on est tenté de penser que les effluves ont une véritable spécificité selon les circonstances

---

(1. *Compt. rend.*, t. LVI, p. 1189, juin 1863.

où elles se développent. Or cette spécificité est hors de doute pour les miasmes qui engendrent le choléra, la peste, la fièvre jaune et le typhus fever. Ces quatre fléaux ont chacun leur patrie, et le lieu de leur naissance est l'embouchure d'un fleuve. Quatre maladies aussi différentes dans leurs symptômes, accusent certainement un miasme qui leur est propre à chacune ; mais leur différence n'est pas moins grande quand on considère leur mode de propagation, car le choléra asiatique, né sur les bords du Gange, est devenu cosmopolite, parcourant le globe en tous sens et suivant le cours des grands fleuves:

La fièvre jaune, au contraire, est torpide dans ses allures; son miasme est pesant et ne franchit que de petites distances, et s'il traverse les mers, c'est en souillant des étoffes et des boiseries, ou en contaminant des peaux déjà sales.

La peste, née en Égypte, se rapproche beaucoup de la fièvre jaune par la manière dont se comporte son miasme, puisque les lazarets suffisent pour l'arrêter dans sa marche.

Le *typhus fever*, originaire de l'Irlande, a suivi sur les continents les malheureux émigrants d'une nation qui ne pouvait porter aux autres que le triste produit de sa misère.

Ces deux dernières maladies paraissent avoir pris naissance à des embouchures de fleuves, comme le choléra à l'embouchure du Gange, et la fièvre jaune à celle du Mississipi.

Le mélange des eaux douces avec les eaux salées, et la décomposition des matières organisées au sein d'un marais mixte où il se produit des sulfures, on sait que tel est le concours de circonstances qui développent les plus puissants foyers miasmatiques (1). Mais

---

(1) L'*Histoire des fièvres de Viareggio*, publiée par Gaëtano Giorgini (1825), est l'exemple le plus frappant de l'insalubrité des marais mixtes. Cette ville et ses environs, en 1741, offrirent un aspect désolé. La fièvre continuait à décimer le peu d'habitants qui restaient dans cet état de Massa, où l'Arno et le Perchio forment une plaine marécageuse qui recevait alors de l'eau salée à chaque marée. On éclusa : les fièvres disparurent complétement ; on vit surgir une foule de villas charmantes, la population s'accrut. En 1768, le fléau reparut, parce qu'on avait

ce qu'il y a de remarquable, c'est que l'effluve miasmatique diffère selon les lieux où il a pris naissance et qu'il conserve sa spécificité dans ses migrations, ainsi que cela parait bien établi pour le typhus fever qui reproduit toujours la même maladie, sans dégénérer en fièvre typhoïde, comme on le croyait avant les recherches de MM. Gerhard, Stewart, Richie, recherches confirmées plus récemment par MM. Guéneau de Mussy, Walleix, Jenner et Duriau (1).

Dans la formation des miasmes spécifiques qui produisent les fléaux que je viens de citer, il y a deux choses : d'abord une condition commune, celle des marais mixtes, puis une condition particulière, celle de l'inégale répartition des êtres sur le globe, c'est-à-dire la fermentation et des ferments différents.

Les fièvres intermittentes se placent à côté des précédentes, quant à leur origine. Pour elles aussi, on remarque certaines différences dans la symptomatologie qui supposent soit une puissance, soit une nature variable à l'agent pathogénétique. Ce qu'il importe aussi d'observer, c'est la tendance marquée des effluves paludéens à se combiner aux autres miasmes pour produire des fièvres typhoïdes. Et non-seulement nous voyons les miasmes des marais simples se marier avec ceux des marais mixtes pour accroître leur puissance, mais on voit encore ces mêmes miasmes s'associer aux effluves que dégagent les animaux et les hommes.

L'homme souillé porte sur lui un véritable marais dont la fermentation est d'autant plus énergique que la chaleur animale la favorise. On se rappelle les deux histoires citées par Ozanam (2), celle des assises de Old Bailey, le 11 mai 1750, où tous les assistants périrent, excepté ceux qui se trouvaient près d'une fenêtre ouverte ; et celle des assises d'Oxford, en 1577, où la pourriture des cachots dont les

---

négligé l'entretien des écluses ; en 1781, la même négligence produisit le même résultat, et depuis qu'on veille avec sollicitude au bon état de ces écluses, l'épidémie ne s'est pas reproduite.

(1) *Du Typhus et de la fièvre typhoïde* (thèse de concours pour l'agrég.; Paris, 1857.

Histoire médicale des maladies épidémiques, t. I, p. 50, 1823.

condamnés étaient imprégnés, ainsi que le grand nombre d'assistants, firent éclater une maladie si terrible qu'en 40 jours 300 personnes moururent.

Partout où les hommes sont agglomérés dans un air confiné, on sait que la fièvre typhoïde (ou d'apparence typhique) a lieu de se manifester. Or les maladies typhiques accusent des différences qui justifient les différents noms qu'on leur a donnés, tels que : fièvre des camps, des prisons, ardente, continue, pétéchiale, ataxique, adynamique, nerveuse, adéno-méningée, entéro-mésentérique, dothiénentérique, etc. etc.; fièvres que l'on a raison d'appeler typhiques d'après le cachet de stupeur qu'elles impriment aux malades, et qu'on a eu également raison d'appeler putrides, eu égard à leur origine et à l'altération du sang qu'elles déterminent.

CHAPITRE V

Du mode de transport du miasme.

Parmi les maladies de cause miasmatique, les unes sont endémiques, les autres épidémiques. Cette différence consiste surtout en ce que certains miasmes sévissent habituellement sur les habitants de la contrée où ils prennent naissance, tandis que d'autres frappent accidentellement des peuples qui ne sont pas ordinairement sous le coup de ces influences meurtrières.

Les maladies épidémiques sont toujours endémiques quelque part, mais les maladies endémiques ne sont pas toujours épidémiques, c'est-à-dire qu'il est des miasmes casaniers, et d'autres cosmopolite.

Je vais essayer de montrer combien les différences observées dans le transport des miasmes prouvent en faveur de leur nature zymotique.

Le choléra a trop de fois marqué son itinéraire sur le globe, pour qu'on ne connaisse pas sa marche, à plus juste titre encore que celle d'un conquérant. Ses étapes et ses envahissements ont fait époque; il est donc bien avéré que, remontant les bords du Gange, après avoir sévi dans l'Hindoustan (1815 et 1817), il s'est arrêté aux frontières de la Perse.

En 1823, on le voit envahir les provinces asiatiques de la Russie; il y fait une halte de six ans et gagne la Pologne en 1830, puis il déborde sur le reste de l'Europe et nous rend tributaires en 1832. Ces longues migrations n'étaient pas les premières du ferment cholérique, car, selon Broussais, il aurait déjà exercé ses ravages au XIV⁰ siècle, sous le nom de cette *peste noire* qui, d'après Villoni, parcourut le monde en faisant périr les deux tiers des hommes; puis il aurait reparu de 1669 à 1676, décrit alors par l'illustre Sydenham.

Roche (1) attribue à ce principe morbigène les propriétés d'un poison violent, et M. A. Fleury (2) pense « que le poison qui agit ici est un miasme dont l'atmosphère se charge, qu'elle transporte, qu'elle propage. A défaut d'autres preuves, la rapidité de sa marche, le nombre de ses victimes, suffiraient pour confirmer cette opinion, la seule admissible selon la science et selon l'observation. »

Déjà Hippocrate dans son Vᵉ livre *des Épidémies,* avait dit que le choléra doit être attribué à des émanations putrides, et que souvent cette maladie apparait en été, en même temps que les fièvres intermittentes. Mais, lorsque même on viendrait à contester ce témoignage d'Hippocrate, en attribuant ce qu'il a dit, non au choléra asiatique, mais aux fièvres pernicieuses cholériformes, il resterait encore l'opinion presque unanime de nos contemporains qui reconnaissent un miasme cholérique.

L'existence du miasme admise, il reste une question en litige, et on doit le dire, elle est plus dans le mot que dans le fait : Le choléra est-il contagieux?

« Le nombre des médecins atteints de la maladie, dit M. Gen-

---

drin (1), a été de vingt-cinq à trente dans une ville ou dix-huit cents médecins exerçaient journellement, et étaient en contact avec les malades dans les hôpitaux ou en ville, et cependant à peine quinze ou vingt ont eu le choléra véritable; dix ont péri. Croit-on qu'une maladie contagieuse se comporterait ainsi? »

Il est certainement impossible d'admettre aujourd'hui la contagion directe du choléra, c'est-à-dire sa contagion virulente; mais sa contagion miasmasique ou indirecte semble établie sur un certain nombre de faits dont je citerai le suivant qui me semble incontestable et qui a été observé par M. Martin-Damourette. Un soldat en garnison dans une ville de province où sévissait le choléra était atteint de cholérine; il voulut retourner chez ses parents, et s'y rendit en deux étapes de 6 lieues par jour. Il traversait ainsi pédestrement et à petites journées une contrée où il n'y avait aucun cas de choléra. Obligé de coucher une nuit dans une auberge, et toujours sous l'influence de la cholérine, il souilla ses draps, aussi eut-il soin de repartir avant le jour, et il arriva chez lui où il se guérit. Mais dans le village où il avait couché, la femme qui avait lavé ses draps et six autres personnes moururent du choléra.

Ici la propagation du miasme ou sa reproduction s'est évidemment effectuée par la fermentation des matières fécales.

Ce mode de régénération de la cause morbifique du choléra semble commun à la dysentérie. Car M. Martin-Damourette, dans une localité où cette maladie sévissait avec violence, la fit presque aussitôt disparaître, en engageant les habitants à ne plus jeter sur la rue et dans les cours les déjections des malades, mais à les enterrer dans les jardins avec de la chaux vive.

Non-seulement le miasme cholérique nous parait en suspension dans l'air qui lui sert de véhicule, mais nous le voyons se reproduire dans les milieux aptes à la fermentation, tout comme les ferments des fièvres intermittentes, comme celui de la dysentérie, et comme le miasme de la fièvre jaune.

---

(1) *Du Choléra*, p. 598.

Un trait qui caractérise également ces ferments entraînés par l'air, c'est qu'ils sont inégalement répartis, comme l'a observé M. Pasteur dans ses recherches sur la reproduction des infusoires.

Ce que l'on sait des veines fécondes et des veines stériles dans le milieu atmosphérique s'applique parfaitement aux miasmes morbigènes ; je me bornerai à citer l'exemple suivant, qui est fourni par M. A. Fleury (1). « En 1854, dit-il, nous avons eu au sein de notre clientèle, dans le 6ᵉ arrondissement, quatre cas de choléra des mieux caractérisés : Chez M. C..., chez M. H..., chez le sieur P... et chez la dame H.... Eh bien ! ni autour de ces malades, ni dans la circonscription, aucun cas cholérique ne s'est développé ; mais il en existait dans Paris, notamment à l'Hôtel-Dieu. L'air était donc vicié, chargé partiellement de cette cause, l'agent présidant à tous ces cas particuliers, isolés ; ces choléras en un mot ne dépendaient pas les uns des autres, cela est évident. »

Aux veines miasmatiques qui expliquent le mode électif avec lequel le choléra sévit sur les populations, je dois ajouter certaines conditions qui sont communes aux propagules quelle que soit leur espèce.

1° Les lieux bas, et principalement ceux qui sont près des rivières, sont plus exposés aux maladies septiques. L'altitude, au contraire, suffit souvent à elle seule pour préserver des épidémies ou des endémies ; c'est ainsi que Sezza, élevé de 306 mètres au-dessus du niveau de la mer, n'éprouve pas l'effet pernicieux du voisinage des marais Pontins. Cette observation s'explique par les recherches de M. Pasteur, sur l'air des montagnes élevées. Celles de MM. Pouchet, Joly et Musset, prouvent également que si l'air des glaciers n'est pas constamment stérile, il ne donne pourtant pas naissance à des infusoires aussi variés que l'air des plaines.

2° Les miasmes se condensent surtout avec la rosée, aussi sait-on prévenir le serein dans les pays de fièvre en rentrant avant le coucher du soleil et en ne sortant qu'après son lever.

---

(1) *Op. cit.*, p. 29, note.

Ce phénomène de condensation des miasmes avec la vapeur d'eau explique parfaitement comment la cause de certaines maladies charbonneuses et typhoïdes semble se localiser dans une demeure. J'ai entendu raconter à M. Gendrin, dans ses leçons cliniques, l'intéressante observation qu'il avait faite dans son service de la Pitié, pendant une saison où il eut jusqu'à soixante typhus dans ses salles. Dans les coins de la salle où étaient placés des malades que la sœur pouvait surveiller de plus près, en raison de la proximité de son cabinet, et qui, de plus, étaient là moins qu'ailleurs exposés à des courants d'air, M. Gendrin remarqua que ceux de ces malades qui n'avaient pas le typhus le contractaient, et que, toutes choses égales d'ailleurs, les typhiques qui restaient dans ces coins étaient plus mortellement frappés que les autres. La cause ne pouvait échapper au jugement si éclairé et à l'œil si perspicace du chef de service; il vit que dans ces angles, la vapeur d'eau se condensait de préférence en appelant un courant d'air descendant. Il fit évacuer la salle et laver les murs à la chaux. Dès lors, le typhus ne se reproduisit pas endémiquement dans le service.

3° On sait que les effluves sont d'autant plus dangereux que la température est plus élevée; aussi dans les contrées où s'opèrent des fermentations maremmatiques voit-on la gravité des fièvres augmenter avec la chaleur; c'est ainsi que les fièvres qui sont pernicieuses dans l'Afrique occidentale, le sont un peu moins en Algérie où elles offrent le type rémittent. Leur intensité diminue à mesure qu'on s'approche du nord. En France, presque toujours intermittentes, elles cèdent facilement comme en Angleterre au sulfate de quinine; dans certains cas même, le repos et une bonne diététique suffisent pour les faire disparaître; enfin, sur les côtes de la Suède et de la Norwége, on n'observe plus de fièvres, mais seulement des cachexies paludéennes.

Il est évident qu'il ne faut pas confondre ici la génération des miasmes avec leur passage. Ainsi, certains d'entre eux se multiplient évidemment (dysentérie, typhus); d'autres, loin de se multiplier, épuisent assez rapidement leur action sur une localité (choléra). Ce sont ces derniers qui se transportent par les vents et produisent des épidémies intenses malgré les conditions de température défavorables aux fermentations. Est-ce à dire que dans des cas donnés, le miasme cholérique ne se reproduit pas? L'exemple que j'ai cité et beaucoup d'autres que je pourrais invoquer à l'appui, prouvent que si le miasme cholérique ne se génère pas ordinairement en dehors des conditions spéciales qui ont présidé à sa naissance asiatique, il peut cependant ne pas toujours s'éteindre dans l'économie de l'homme, mais qu'y trouvant des matériaux propres à sa genèse, il peut encore quelquefois, mais non toujours, s'y reproduire en quantité suffisante pour frapper encore quelques personnes. C'est ainsi que l'on pourrait expliquer les cas rares de choléra véritablement asiatique qui se montrent quelque temps après une épidémie, et les faits bien avérés de contagion indirecte, observés dans des localités indemnes, où l'arrivée d'un étranger atteint de choléra donnait lieu à l'apparition de quelques cas de choléra-morbus.

Certains médecins, ennemis des hypothèses, veulent que toutes les maladies soient dues à une prédisposition, et ils voient dans les épidémies des prédispositions communes à un grand nombre d'individus et mises en jeu par une constitution météorologique; ils refusent donc de voir des causes externes aux maladies putrides et éruptives, en un mot, ils traitent les miasmes ou les germes morbides de chimères.

C'est ainsi que pense un médecin de Genève, M. Dufresne (1) « La contagion, dit-il, sert de nuage protecteur à la génération de plusieurs erreurs étiologiques. Ces erreurs reposent toutes sur la recherche si persévéramment poursuivie d'un agent matériel capable de jouer le rôle de cause dans la production des maladies.

« Ces hypothèses tombent immédiatement si l'on considère que ces agents invoqués pour servir de causes sont des produits morbides, par conséquent des résultats de la maladie qu'ils sont chargés d'expliquer.

« Il en est ainsi des altérations du sang préexistantes à la maladie,

______

(1) *Variole à Genève en* 1858 (*Art médical*, p. 263, avril 1859).

toujours soupçonnées, jamais démontrées ; ainsi des poisons animaux. Ainsi encore de la théorie des virus et de celle des germes morbides. Autant d'hypothèses qui ne réalisent pas même l'apparence de la vérité. »

Il va même jusqu'à s'écrier : « L'étrange phénomène intellectuel que de voir ces chimères étiologiques professées par l'École qui prétend par excellence révéler la réalité médicale ! » Or voici comment s'exprime ce médecin (1) en parlant de l'invasion de la variole à Genève, en 1858 : « Il est toujours difficile d'affirmer, eu égard au mode d'invasion des épidémies. Il est cependant vraisemblable que nous devons attribuer aux chantiers d'ouvriers organisés autour de Genève pour la construction des chemins de fer, une grande part dans l'invasion et la constitution de la maladie à l'état épidémique. Ces agglomérations d'ouvriers ont servi de foyer et de véhicule. Toutes les circonstances réprouvées par l'hygiène se rencontrent dans ces rassemblements d'individus. L'encombrement dans les logis, une alimentation malsaine et échauffante, des habitudes de malpropreté, sans oublier un travail parfois excessif, l'abus de liqueurs fortes de fabrication équivoque : autant de causes pour produire des milieux infectieux. Ces chantiers d'où l'avaient-ils reçue? Vraisemblablement de Chambéry et des localités voisines, où la variole fut intense et meurtrière, il y a un an. Il y avait aussi autour de Chambéry, à cette époque et pour la même cause qu'à Genève, des rassemblements d'ouvriers.

« Le choléra procéda de la même manière en 1854. Des chantiers disséminés dans la campagne la maladie a envahi les logements d'ouvriers dans la ville, logements non moins malsains et tout aussi encombrés. Concentrée d'abord dans ces foyers, elle s'est propagée en sévissant progressivement avec plus de gravité et de fréquence chez les indigents, les ouvriers, les domestiques, gagnant peu à peu des classes plus aisées. »

Il faut avouer qu'en étant convaincu de la contagion médiate

---

(1) *Op. cit.*, p. 260.

par des germes morbides, on n'observerait pas mieux que M. Dufresne, qui n'admet « qu'une cause instrumentale, un agent secon-
daire qui prépare, qui aide, qui détermine l'explosion, et qui est inconnue pour la variole comme pour toutes les épidémies. » Cette
cause instrumentale sans instrument connu, *qui prépare, qui aide* et
qui détermine l'explosion, qui serait par conséquent prédisposante,
adjuvante et occasionnelle, M. Dufresne la reconnaît également pour
la fièvre éruptive qui a le cachet le plus franchement miasmatique :
pour la rougeole. On sait combien est encore contestée son inoculation ; on sait que cette fièvre éruptive ne fournit pas de virus ou que
du moins on ne peut chercher son virus dans un produit morbide
bien déterminé ; la contagion directe ne semble donc pas, au premier
abord, la plus probable. Mais M. Dufresne ne professe que ce qu'il
voit et que ce qui est bien observé : « Évidemment, dit-il (1), la rougeole est la plus contagieuse de toutes les maladies aiguës. Si vous
séquestrez dans une chambre particulière un sujet atteint de la scarlatine ou de la variole, vous parvenez souvent à préserver le reste
de la maison, même dans une famille très-nombreuse. Pour la rougeole la même mesure est le plus souvent illusoire. »

L'hypothèse des miasmes explique ici la propagation plus facile
de la rougeole et de la scarlatine ; car la matière de la desquamation
morbilleuse est un produit farineux à molécules très-ténues. L'air
peut bien plus facilement transporter ce produit morbide de la rougeole qu'il ne le ferait pour la scarlatine, où la desquamation est
par larges plaques, et pour la variole, où le produit virulent, en se
mélangeant à des débris d'épiderme, à du plasme sanguin et à des
produits pyoïdes, forme des croûtes épaisses, molles d'abord, dures
ensuite, mais peu aptes à la pulvérulence.

Il en résulte aussi que la rougeole apparaît plus facilement en
hiver que les autres fièvres éruptives ; car, d'une part, le foyer où
se reproduit son miasme, c'est le corps de l'homme, et sa température est constante ; de l'autre, son miasme étant aussi bien en sus-

---

(1) *Op. cit.*, p. 331, mai 1860.

pension dans un air froid que dans un air chaud, l'incubation de ce miasme dans les poumons trouve peut-être une condition favorable dans la prédisposition catarrhale que déterminent les froids.

En résumé, les miasmes ont pour origine une fermentation maremmatique. Ils varient selon la nature des marais, selon les conditions de température et selon les régions du globe. Dans le pays où ils prennent naissance, ils produisent des endémies; et si leur ténuité leur permet d'être emportés par les vents, ils vont ailleurs produire des épidémies. Dans ce dernier cas, quelques-uns peuvent s'endémiser.

Enfin ces miasmes sont des organismes-ferments de natures différentes. Chaque pays peut avoir des espèces prédominantes et même des espèces qui manquent en d'autres.

C'est ce que l'observation directe a démontré même pour les infusoires (1).

Je ne puis mieux terminer ce que j'ai dit sur l'hypothèse des miasmes, dont les preuves rationnelles sont si nombreuses en pathologie, qu'en invoquant le témoignage de l'illustre micrographe qui est l'implacable adversaire de l'hypothèse des germes : « Je ne crains pas de prédire, dit M. Pouchet (2), que, dans un avenir assez prochain, la micrographie est appelée à jeter de vives lumières sur l'étiologie de quelques-unes de nos plus funestes maladies épidémiques et endémiques. Nous avons vu plus haut les organes respiratoires des pigeons être bourrés de débris de leurs propres excréments : en faut-il plus pour supposer que le typhus, qui apparaît dans toutes les grandes agglomérations d'hommes, peut également avoir pour cause la viciation de l'air par toutes les sortes de détritus dont ceux-ci se trouvent alors environnés, et qu'ils absorbent si amplement par la respiration? »

---

(1) M. J. Samuelson a trouvé dans la poussière d'Égypte une nouvelle amibe (*Compt. rend.*, t. LVII, juillet 1813).

(2) *Générat. spont.*, 1864, p. 89.

CHAPITRE VI

Des virus.

La question des virus, si longtemps débattue, est encore loin d'être vidée aujourd'hui, mais chaque année la méthode expérimentale vient l'éclairer davantage en procédant par l'inoculation.

La divergence des auteurs modernes sur ce sujet prouve amplement que la lumière n'est pas encore faite ; je dirai même que du conflit des opinions de nos maîtres ressort en partie l'obscurité qui règne sur les virus.

M. Dubois (d'Amiens) (1) dit que les maladies sont contagieuses *sans germes*, la semence et le sang pouvant jouir de propriétés contagieuses par le seul fait d'un changement de proportion dans les éléments de ces liquides.

M. Bouillaud n'admet pas une différence sensible entre la contagion et l'infection.

M. Piorry (2) désigne collectivement les virus et les miasmes sous le nom d'*agents toxiques* inconnus chimiquement.

M. Monneret voit une différence capitale entre les maladies miasmatiques et les maladies virulentes ; c'est la vertu dont jouissent ces dernières d'être inoculables.

Les travaux de M. Rayer (1837), de M. Vigla (1839), de M. Tardieu (1843), de M. Bouchut (1847), plus récemment de M. Depaul, ceux de l'École d'Alfort, sous la direction de MM. Bouley et Raynal (3), sont venus apporter des éléments plus positifs à la solution du problème qui se propose de déterminer la nature des virus.

Définitions. — Pour les anciens, les virus (de *vires*, forces) étaient

---

(1) *Traité de pathol. gén.*, p. 71

(2) *Traité de pathol. iatrique*, t. I, p. 513.

(3) *Nouv. dict. de méd. vétér.*, 1856-1862.

des venins bons ou mauvais, comme le mot φάρμακον des Grecs signifie *médicament* ou *poison*.

MM. Bouillaud et Piorry restent dans cette acception des virus en les considérant comme des agents toxiques. Mais l'incubation qui est propre aux virus et leurs effets pathologiques ne permettent pas de les assimiler aux agents toxiques proprement dits, et, si l'on voulait voir une différence encore plus notoire entre ces deux sortes d'agents, il suffirait de se rappeler que les maladies virulentes fournissent des produits morbides (virus) qui reproduisent identiquement les mêmes maladies.

C'est de ce caractère que MM. Hardy et Béhier (1) ont déduit leur définition : « Un virus est un élément morbide inconnu dans sa nature, mais pouvant se transmettre par l'inoculation d'un liquide qui est fourni par l'économie infectée et qui paraît en quelque sorte le produit d'une élaboration morbide particulière. » C'est cette définition qui est adoptée par M. Bouchut (2) comme la plus complète. La définition de M. Peter (3) est la même : « Les maladies virulentes sont des maladies générales, transmissibles par contagion ou par inoculation à l'aide d'un produit de sécrétion provenant d'un organisme malade, et susceptible de reproduire dans un organisme sain une maladie semblable à celle qui lui a donné naissance. » Seulement M. Peter semble trop absolu lorsqu'il définit le virus : « un liquide spécifique un et toujours identique à lui-même ; » et cela pour deux raisons : la première, c'est que le mot *liquide* semble impliquer la solubilité du principe virulent ; la seconde, c'est que, comme nous le verrons, le produit virulent, restant spécifique, peut ne pas être toujours identique à lui-même.

S'il est vrai de dire que les virus sont toujours contenus dans un véhicule liquide (sang, lymphe, mucus, pus), on ne peut pas affirmer, jusqu'à présent, que les virus soient solubles, c'est ce que je

---

(1) *Pathologie interne*, t. I.
(2) *Pathologie générale*, p. 112.
(3) Thèse de concours pour l'agrég., 1863.

démontrerai à propos de l'incubation. Quant à l'identité constante des virus, il est certain qu'on ne peut la constater qu'indirectement par les effets du virus inoculé. Or les faits qui concernent l'inoculation du virus syphilitique et celle du virus-vaccin prouvent, comme nous le verrons, que l'on doit distinguer l'unicité d'un virus et son identité d'action.

Enfin M. Peter établit dans sa définition des maladies virulentes qu'elles se transmettent à l'aide d'*un produit de sécrétion*. C'est incontestablement vrai dans la plupart des cas : le pus chancreux reproduit le chancre, le pus varioleux la pustule variolique, etc. ; mais ce n'est pas rigoureusement vrai, puisque le sang des syphilitiques communique la syphilis, puisque le sang des animaux affectés de sang de la rate transmet la même maladie aux animaux sains auxquels on l'injecte.

MM. Littré et Robin (1) ont admis à peu près l'opinion de M. Dubois (d'Amiens) ; pour eux les virus sont : « des substances organiques d'une humeur quelconque, ayant subi par catalyse isomérique une modification telle que, sans que les caractères physico-chimiques soient notablement changés, elles ont pris la propriété de transmettre la modification acquise aux substances organiques avec lesquelles elles sont mises en contact. »

Avec F. Hoffmann et MM. Pariset, Dumas et Monneret, il semble rationnel de voir dans les maladies virulentes, comme dans les maladies infectieuses, un agent zymotique, car, comme le dit M. Bouchut (2), en parlant de ces dernières, il est impossible d'admettre dans l'air un agent toxique en quantité proportionnelle au développement et à l'intensité d'une épidémie. « On comprend mieux l'action d'une dose infinitésimale de ferments infectieux qui, après l'impression produite sur l'organisme, s'y reproduit par fermentation très-rapide en quantité considérable, au point d'altérer les fonctions et de détruire les ressorts de la vie ; » et il ajoute plus loin : « Sans prétendre résoudre cette question encore insoluble, je suis favora-

---

(1) *Dict. de Nysten*, édit. Littré et Robin, 1858, p. 1516.
(2) *Pathol. génér.*, p. 175.

blement disposé pour la théorie de Fréd. Hoffmann, et je rapporte volontiers à la fermentation animale causée par un ferment volatil né de chaque maladie, l'infection de l'atmosphère qui engendre toutes les maladies infectieuses épidémiques. »

Or ce qui distingue seulement les miasmes des virus, c'est que les premiers, sortis d'un foyer de fermentation maremmatique ou même de l'homme malade, n'ont besoin que de l'air pour véhicule, tandis que les seconds, n'ayant d'autres sources apparentes que l'homme ou l'animal malade, ne sont pas toujours communicables par l'air, mais par des véhicules plus denses, tels que les liquides de l'économie. Ces différences sont si peu radicales, que les uns comprennent sous le nom de *contagion immédiate* ou *médiate*, les phénomènes d'infection qui produisent soit une maladie miasmatique, soit une maladie virulente, tandis que d'autres distinguent l'infection de la contagion, en admettant comme maladies infecto-contagieuses, celles qui se reproduisent à la fois par un miasme et par virus.

Tenant compte des différences qu'on observe dans l'origine et le transport des miasmes et des virus, je définirai ces derniers : des ferments spécifiques déterminant des maladies qui ont pour caractère d'être toujours et facilement inoculables à l'aide des humeurs ou des produits pathologiques que l'on emprunte à l'organisme infecté.

Entre les virus et les miasmes il n'y a donc qu'une différence, c'es le mode de transport; et cette différence disparait souvent puisque les miasmes peuvent engendrer des maladies virulentes. Quant à l'inoculabilité, on ne peut encore l'invoquer comme un caractère exclusif aux maladies virulentes, car rien ne prouve qu'on n'arrivera pas à inoculer également toutes les maladies zymotiques. La différence consistera alors dans la matière inoculable qui sera le sang altéré pour les unes et des produits morbides pour les autres.

CHAPITRE VII

De la contamination.

Bien que ce terme ne soit pas très-usité, je l'emploie ici à cause de sa généralité, pour comprendre les trois modes d'action des ferments pathologiques : l'infection, la contagion, et l'inoculation.

Les ferments morbifiques produisent des maladies communicables ou incommunicables. Au premier abord, il semble que le seul caractère de transmission du principe morbide de l'homme malade à l'homme sain puisse donner lieu à une distinction facile des maladies zymotiques. Il n'en est pourtant rien, car dans ces maladies

1° Les unes ne se communiquent d'homme à homme ni par infection, ni par contagion (contact) (1), telles sont les fièvres paludéennes, la fièvre jaune et le choléra ;

2° D'autres se communiquent par infection (typhus, fièvre typhoïde, diphthérite); et si elles passent aujourd'hui pour non inoculables, le jour n'est peut-être pas éloigné où l'on saura les transmettre facilement par l'injection du sang.

3° Il est des maladies zymotiques qui sont contagieuses et inoculables, mais non infectieuses comme la syphilis, le cowpox.

4° Il en est enfin qui se transmettent à la fois par infection, par contagion et par inoculation (variole, rougeole, morve, typhus du gros bétail, charbon des animaux).

Si, au lieu de se placer au point de vue de la contamination, on se place à celui de l'origine de ces agents morbifiques, on peut les diviser en deux groupes :

A. Les ferments qui doivent leur origine plus ou moins éloignée à des foyers maremmatiques, contaminent l'espèce humaine

---

(1) Sont-elles transmissibles par la transfusion ou l'inoculation du sang ? C'est ce que l'expérience n'a pas encore démontré.

et les espèces animales, en se comportant de deux façons :

1° Ils ne déterminent pas de lésion spécifique des solides dont le produit puisse par contage communiquer la même maladie, d'où il résulte que leur action semble s'éteindre dans le malade, bien que quelquefois ses *excreta* puissent derechef manifester la puissance de l'agent zymotique : comme pour la dysentérie et le choléra.

2° Ils déterminent la formation de produits morbifiques, qui tantôt peuvent entrer en suspension dans l'air (rougeole, scarlatine, variole, typhus, ophthalmie purulente (1), typhus du bétail, etc.), et alors propagent la maladie par infection; tantôt aussi peuvent se communiquer par contage (produits virulents) : comme dans la variole, la scarlatine, l'ophthalmie purulente, le charbon, etc.

B. Mais il est d'autres ferments morbifiques dont on ne peut voir jusqu'à présent la source que dans les animaux et dans l'homme, et ils ne se communiquent que par contage et inoculation, tels sont ceux de la syphilis, de la morve, de la rage, de la maladie coïtale du cheval.

En attribuant ces maladies à des ferments spécifiques, qu'elles soient infectieuses ou contagieuses, d'origine maremmatique ou d'origine animale, il surgit trois questions :

1° Leurs agents zymotiques peuvent-ils se transformer?

2° Ces agents ne sont-ils pas eux-mêmes des organismes transformés ou arrêtés dans leur développement ?

3° Si ce sont des organismes-ferments comme l'indique l'analogie, comment leur présence est-elle si peu sensible quand on les suppose capables de ravages si profonds dans l'économie qu'ils souillent ?

Sans oser prétendre à la solution complète de ces trois questions (puisque je ne me propose ici que de développer une hypothèse), je

______

(1) Le D\u02b3 Eiselt, de Prague, en employant l'aéroscope de M. Pouchet, aurait découvert dans l'air de son hôpital des parcelles de pus d'une ophthalmie épidémique qui y sévissait (*Cosmos,* avril 1861).

vais essayer de prouver que les recherches des modernes nous permettent d'espérer qu'elles seront bientôt résolues.

CHAPITRE VIII

De la transformation des ferments morbifiques.

On sait que l'homme et les animaux exposés à l'influence des marais pâtissent inégalement; l'homme résistant moins bien aux actions délétères que les bêtes qui sont physiquement plus vivantes que lui.

On sait aussi que le même miasme qui nous donne des fièvres intermittentes, puis ensuite une cachexie paludéenne, détermine de l'hydrémie chez les moutons, des inflammations de poumons chez les bœufs et les vaches, des angines chroniques chez les chevaux. Il n'y a donc pas ici de rapport entre la spécificité de cause et la spécificité d'action. En d'autres termes, la cause est une et les effets en sont différents selon les organismes où ils retentissent.

L'épizootie observée pendant l'épidémie de choléra en 1849 prouve également que le miasme cholérique sévissait différemment sur les animaux. Dans plusieurs communes de Périgueux, on vit périr les gallinacées: « L'animal paraissait inquiet, allait boire à la première source, ou au ruisseau voisin, ses plumes se hérissaient, et il mourait en peu de temps. Il y a eu des basses-cours qui ont été presque dépeuplées par cette étrange maladie.

« On a signalé encore, pendant le choléra, la mortalité considérable des poissons dans un grand nombre d'étangs, et l'absence ou le retour des mouches, suivant l'intensité ou la bénignité de l'épidémie » (1).

Mais ici, comme dans le premier exemple que j'ai donné, la trans-

____

(1) A. Fleury. *De l'Analogie du choléra asiatique avec les fièvres pernicieuses et intermittentes*, 1859, p. 84.

formation des effets de miasme est évidente, et la transformation du miasme lui-même n'est pas démontrée. Si l'on veut constater les modifications dont sont susceptibles les ferments morbifiques, il faut nécessairement recourir à ceux qui affectent la forme virulente, parce qu'étant plus facilement communicables par inoculation, on a pu observer les anomalies d'un même virus

L'histoire de la vaccine, si heureusement éclairée par les récents débats de l'Académie de médecine, prouve que Jenner ne s'était pas trompé en attribuant une communauté d'origine au *cowpox* de la vache et au *grease* du cheval.

Des nombreuses expériences faites par tant d'observateurs éclairés, et en dernier lieu par M. Depaul (1), il résulte que le ferment variolique se manifeste chez les animaux, comme chez l'homme; mais chez chaque espèce, il y a une modification du virus : de sorte que le virus de l'une n'est pas infailliblement inoculable à l'autre, et s'il s'inocule, il ne reproduit pas nécessairement une même forme morbide. C'est ainsi que s'expliquent les tentatives infructueuses que l'on a faites pour inoculer la variole de l'homme à la vache. M. Boulay a échoué, M. Bousquet (2) lui-même a échoué cinq fois.

Le cowpox réciproquement ne se montre pas toujours apte à produire sur l'homme la vaccine. « Il s'en faut bien, dit M. Bousquet 3), que Jenner fût toujours heureux dans ses essais, il s'en plaint amèrement dans plusieurs passages de ses écrits, et cherche à s'en rendre raison par le transport du virus d'une espèce à une autre, explication très-naturelle. »

Cependant M. Bousquet, en vue surtout de la pratique médicale qui établit une différence incontestable entre le virus du cowpox et celui de la variole, nie leur origine commune. Les faits démontrés par M. Depaul et M. Guérin (4) n'en restent pas moins : les maladies diverses en apparence du cheval, appelées *eaux aux jambes*, *javart*,

---

(1) *Gazette des hôpit.*, n° 21, 28 novembre, et n° 3, décembre 1863.
(2) *Gazette des hôpit.*, 11 février 1864.
(3) *Traité de la vaccine*, p. 247.
(4) *Gazette méd.*, 7 juin 1862.

mal de talon, maladie aphtheuse, qui par inoculation à la vache produisent le cowpox, ne sont autre chose que la variole transformée.

Or voici l'argument principal que M. Bousquet invoque contre la transformation du ferment variolique. « A bien des égards, les maladies virulentes, les maladies qui naissent de semence, se peuvent comparer aux espèces animales et végétales. Excepté le premier individu, dans chaque espèce, dont j'ignore l'origine, je connais celle de tous les autres. Le second vient du premier, le troisième du second, ainsi de suite à l'infini. Il en est de même de la variole ; née de semence, elle se perpétue par génération..... à la manière des plantes et des animaux, et par cela même, elle constitue en pathologie une espèce morbide qui se distingue de toutes les autres. »

Il en conclut que les germes qui se succèdent étant toujours identiques, la vaccine et la variole ne peuvent provenir de la même semence.

Cet argument serait difficile à combattre, s'il s'agissait d'une maladie parasitaire, encore sait-on que certains entozoaires se métamorphosent successivement en passant par différentes espèces animales ; mais, comme on le verra dans le chapitre suivant, si les ferments dérivent d'une espèce et sont souvent aptes à la reproduire (bien que cela ne soit pas toujours), les ferments doivent être surtout considérés comme des métamorphoses légitimes ou accidentelles. On ne peut donc les comparer à des espèces végétales ou animales.

M. Magne (1) admet qu'une seule maladie donne naissance au cowpox et à la vaccine, mais il ne veut pas voir une même maladie entre l'affection vaccinogène et la variole. Si la notion de maladie comprend la cause du mal et celui qui le porte, le cowpox et la vaccine sont des maladies différentes au même titre que l'affection vaccinogène et la variole. Car la vaccine humaine n'est pas le cowpox ; et en effet le virus-vaccin inoculé au pis de la vache ne reproduit pas le cowpox, et celui-ci ne produit pas toujours sur l'homme la vaccine (2), comme Jenner et bien d'autres après lui l'ont constaté.

---

(1) *Gazette des hôpit.*, 3 mars 1864.

(2) M. Guéroult, ayant inoculé le cowpox à trois enfants, n'a pas eu de pustules vaccinales (*De la Variole et de son traitement*, thèse de 1849, p. 34).

Mais M. Magne veut non-seulement voir des maladies différentes, mais aussi des causes différentes, car il réfute la possibilité des transformations du principe morbide en question ; il s'appuie sur des exemples tirés de la médecine comparée et il en déduit : « que les virus en passant d'une espèce animale à une autre ne se modifient que lorsqu'ils sont produits par des maladies qui ne sont pas communes à ces espèces, et qu'ils conservent toutes leurs propriétés, tous leurs caractères dans le cas contraire. » Remarquons que si les inflammations des muqueuses et des parenchymes peuvent encore être comparables chez les animaux et chez l'homme, il n'en est pas de même des fièvres éruptives, pour la raison toute simple que le sinapisme qui produira en moins d'une demi-heure des phlyctènes et même une eschare sur notre peau, ne produira que la rubéfaction au bout de quatre heures chez les bêtes à poil.

En changeant d'espèces, il est donc logique de voir dans l'effet d'un principe morbide un changement dans sa spécificité d'action ; d'autre part, cette spécificité d'action implique un mode vital différent du côté du ferment qui se reproduit, il n'est donc pas surprenant que le ferment soit modifié dans sa forme organique comme dans son activité fonctionnelle.

L'opinion de M. Depaul sur l'unicité du ferment variolique a cet avantage qu'elle permet d'expliquer l'action de la vaccine, selon ce précepte d'Hippocrate : « Morborum naturam curationes osten-« dunt. »

Car si le virus de la *vaccine* qui vient du *cowpox*, qui vient du *ferment varioloïque*, est identique par son origine avec le ferment de la variole, mais modifié de telle sorte qu'il fermente différemment, on s'explique très-bien que l'individu vacciné devienne ordinairement réfractaire à la variole. Il suffit pour cela d'invoquer une loi dont l'esprit est encore obscur, mais dont la lettre n'en est pas moins claire : Tout individu atteint déjà par une maladie zymotique, ou en ayant subi l'influence seulement prodromique, devient ordinairement indemne à l'égard du même agent de cette maladie.

Cette loi résulte de l'observation qui prouve, que les individus qui ont une première fois une fièvre éruptive ne l'ont pas ordinairement une seconde fois ; que ceux qui sont habitués à vivre dans un foyer endémique ou épidémique et qui en ont éprouvé l'influence (choléra, fièvre typhoïde, fièvre jaune) ne semblent pas sujets à contracter la maladie qui sévit sur les étrangers ou sur ceux qui n'en ont encore éprouvé nulle atteinte. Or, si le ferment qui produit le cowpox, puis la vaccine, est le même que celui de la variole, on comprend parfaitement d'après cette loi que l'individu vacciné devienne réfractaire à la variole. Si l'on détruit l'unicité de cause, expliquera-t-on l'action de la vaccine par une théorie homœopathique ? Deux raisons s'y opposent : la première, c'est que le vaccin exerce une action prophylactique qu'on ne peut expliquer par une action substitutive, car il est impossible d'admettre que le virus-vaccin se conserve dans l'économie pendant sept ans et plus (quand on sait combien il est altérable) pour jouer, juste à point, le rôle d'agent substitutif, lorsque le sujet vacciné vient à être contaminé par le ferment variolique : la seconde, c'est que le vaccin n'agit pas comme agent substitutif. Les inoculations de Woodville, de Salmade et de M. Bousquet le prouvent, car les deux virus étant inoculés ensemble (virus-vaccin et virus variolique), « ils ont levé, dit M. Bousquet (1), chacun à son heure : l'un a produit la variole, l'autre la vaccine, et les deux éruptions ont fait leur évolution aussi tranquillement que quand elles sont séparées. » Ils ne s'excluent l'un et l'autre « qu'à la condition de marcher à distance. »

Voir donc, dans le virus-vaccin, une action substitutive, ce serait oublier tout ce qui peut expliquer la véritable substitution. Bien que la transformation du ferment variolique soit encore douteuse, puisque la discussion n'est pas close, cette question trouve déjà son analogue dans celle de l'unicité du virus syphilitique. Pour celle-ci, on ne peut plus invoquer ce fait, qu'un virus s'altère par son passage à travers des organismes d'espèces différentes, puisqu'il s'agit toujours de l'homme. A la spécificité de cause devrait toujours répon-

---

(1) *Gazette des hôpit.*, 18 février 1864.

dre la spécificité d'action, puisque la cause est mise en jeu sur une même espèce; et cependant il y a des exceptions nombreuses à cette loi, et elles ont autorisé des observateurs éminents (1), à voir deux virus syphilitiques, l'un produisant le chancre mou ou non infectant, l'autre le chancre induré ou infectant.

Je reproduis ici simplement la conclusion de M. Alf. Fournier (2), l'un des champions du dualisme : « 1° Le chancre simple des sujets vierges se transmet dans sa forme en tant que chancre simple.

2° Le chancre induré se transmet également dans son espèce sur les sujets vierges, c'est-à-dire comme chancre induré.

3° Le chancre induré se transmet aux sujets préalablement syphilitiques sous forme d'un chancre à base molle, analogue d'aspect au chancre simple.

4° Le chancre à base molle des sujets syphilitiques se transmet soit comme chancre induré, soit comme chancre simple.

La forme sous laquelle il se reproduit dépend de la nature même de son origine, c'est-à-dire du chancre qui lui sert d'ascendant.

Les deux premières de ces conclusions établissent, d'une manière non équivoque, le dualisme.

Quant aux deux secondes, elles laissent à supposer qu'entre le chancre simple et le chancre induré, il existe un chancre à base molle qui est le chancre mixte de M. Rollet. Ce chancre mixte expliquerait alors les faits attribués à l'échange entre les deux chancres. Mais en attendant qu'il soit bien démontré que ces faits d'échange proviennent uniquement et certainement d'un chancre mixte, les faits observés n'en conservent pas moins leur valeur, et il est difficile de ne pas prendre en considération ces paroles de M. Melchior Robert (3) : « Nous avons mis à contribution et la clinique et l'expérimentation, et il ressort de ces recherches, aussi nombreuses que variées, que si, dans un bon nombre de cas, les deux espèces de chancre se transmettent chacun dans son espèce, dans un certain nombre aussi, il

---

(1) MM. Ricord, Bassereau, Dr Diday, Rollet, Alf. Fournier.

(2) *De la Contagion syphilitique*, 1860.

(3) *Nouveau traité des maladies vénériennes*, p. 380.

n'est pas possible de nier que ces deux espèces se croisent et s'engendrent l'une par l'autre, de façon à établir d'une manière irréfutable qu'elles dérivent d'un même principe. »

Comme cette discussion sur la dualité ou l'unicité du virus syphilitique compte de part et d'autre des adversaires d'une autorité égale, on doit dire avec M. Gonnard (1) : « La question est encore pendante, et le jugement de la cause ne nous appartient pas. » Mais, comme, parmi les explications données pour interpréter les faits, une de plus peut concilier des opinions adverses, j'ose avancer celle-ci, qui est basée non sur l'existence supposée de deux virus, mais sur la transformation possible d'un même virus :

En considérant le virus chancreux comme un ferment, il est légitime d'admettre qu'il puisse se trouver sur un sol ou plutôt dans un milieu qui ne lui convienne pas, la fermentation alors languit, la régénération du ferment est peu considérable. Tel sera le cas qui se présentera lorsque le virus sera inoculé à un sujet déjà syphilisé, ou à un sujet vierge, mais réfractaire. L'affection sera alors toute locale, l'inflammation ulcéreuse faible ; on aura un chancre simple non infectant.

Le virus qu'il produira, contenant un ferment peu actif et des corpuscules reproducteurs (cytoblastions) peu abondants, ce virus, porté sur un autre individu, tendra à conserver son mode de vitalité, à moins que le milieu ne lui soit très-favorable. Réciproquement le virus d'un chancre induré contenant un ferment actif et de nombreux éléments reproducteurs tendra à se reproduire s'il est inoculé sur un autre sujet, à moins que celui-ci ne soit réfractaire, à moins encore qu'il ne soit déjà syphilisé.

Mais on peut se demander pourquoi il y a des sujets réfractaires. Cette question ne s'offre-t-elle pas également pour toutes les maladies zymotiques, et les faits ne prouvent-ils pas amplement que chacun n'est pas également apte à contracter une fièvre éruptive ?

On peut encore se demander pourquoi le sujet syphilisé devient

---

(1) *Essai critique sur l'institution de la dualité chancreuse,* 1863.

indemne à l'égard du chancre induré. C'est ce que l'on peut se demander pour le varioleux qui guérit au moment où il est couvert de virus, au moment où il expose le plus ceux qui l'approchent, à la contagion. J'irai même plus loin dans l'analogie des fièvres éruptives avec la syphilis, car je crois que celle-ci ne s'en distingue que par la propriété qu'elle a de passer facilement de l'état aigu à l'état chronique; elle devient alors de fièvre éruptive qu'elle était une maladie constitutionnelle, c'est-à-dire que, ne se jugeant plus comme une maladie aiguë, elle s'établit en permanence dans l'économie, où elle sommeille souvent longtemps, avant de se manifester par toute la série des affections morbides auxquelles elle donne son cachet spécifique. Le traitement de la syphilis par l'inoculation réitérée du virus chancreux deviendrait très-simple à expliquer en envisageant la syphilis comme étant d'abord de la nature des fièvres éruptives, car alors les inoculations multiples auraient pour seul effet de lui conserver sa forme aiguë, ou, quand elle l'a perdue, de la ramener à cette forme, qui seule guérit spontanément.

En somme, la transformation des virus est incontestable quant à leurs effets, témoin la variété des accidents primaires, secondaires et tertiaires, de la syphilis.

Cette transformation des virus, quant à leur mode vital, parait probable; exemple : virus chancreux non infectant et virus chancreux infectant. Mais elle semble bien plus profonde lorsqu'il s'agit du passage des virus d'une espèce à une autre : virus varioleux équin, cowpox, vaccine, variole de l'espèce humaine.

CHAPITRE IX

De l'évolution des ferments morbifiques.

Dans la deuxième partie de cet opuscule, j'ai rassemblé des preuves irrécusables qui établissent que la levûre cérévisique est un organisme-ferment. On a vu que les physiologistes la distinguent de la

levûre malique, et que M. Pouchet (1) a trouvé l'origine de celle-
ci en constatant qu'elle produit par germination une mucédinée.
Le caractère spécifique de cette levûre est donc d'être une mucédinée. L'observation viendra plus tard nous apprendre si la levûre
cérévisique est une transformation de cette espèce, et si elle appartient à la même ou à une autre variété de cette espèce. En attendant, il est incontestable que les levûres se présentent à nous
comme des espèces végétales, métamorphosées en raison du milieu
spécial où elles se sont développées.

Il se présente ici une question qui est encore à résoudre : les
organismes-ferments sont-ils des espèces soit végétales, soit animales, à un certain degré de leur évolution, ou sont-ils des transformations accidentelles de ces espèces, résultant de l'influence du
milieu ?

Les deux suppositions sont peut-être également vraies, mais on
ne pourra faire la part de chacune que lorsqu'on connaîtra parfaitement les métamorphoses légitimes, c'est-à-dire l'évolution de ces
organismes inférieurs qu'on ne connaît encore que très-mal sous le
nom d'*infusoires*.

J'ai fait observer que les ferments en général ont un mode de
multiplication qui assure leur prompte reproduction et qui s'opère
au moyen des corpuscules organiques ou cytoblastions, qui s'échappent des organismes développés par une espèce de déhiscence.

Avec ces prémisses, est-il possible de s'expliquer la contamination
par les agents zymotiques ?

J'ai déjà dit, en parlant des miasmes, comment on peut s'expliquer leur infiltration à travers les voies pulmonaires ; il me reste à
expliquer le passage de ces mêmes agents quand ils opèrent à l'état
de virus.

De l'incubation du virus. — Celle qu'on observe au moyen des inoculations nous apprend qu'elle varie selon les virus, selon leur qua-

---

(1) *Nouvelles expér. sur la génér. spont.*, 1864, p. 174.

lité et selon les sujets inoculés (plus prompte chez les enfants, variable avec le sexe et l'idiosyncrasie). C'est ainsi que l'incubation dure de 3 à 4 jours dans la vaccine, de 5 à 7 au plus dans la variole, de 24 à 48 heures au plus pour la rougeole, de 6 à 60 heures pour le charbon, de 3 à 8 jours pour la pustule maligne, de 6, 8 à 20 jours dans le clavelée; de quelques heures à plusieurs années pour la rage, de 2 à 6 semaines (Waller, Rinecker, Rollet) ou de 9 jours à 7 semaines (Cusco) pour le chancre induré.

Ces différences dénotent évidemment une activité et une résistance plus ou moins grande selon les virus.

Notons que, pour les maladies à la fois infectieuses et inoculables, on a observé que la contamination est plus lente lorsqu'elle a lieu par infection que lorsqu'elle est produite par inoculation. Cette différence est surtout très-grande pour la morve (1).

Voyons si l'explication du passage de l'agent zymotique dans le sang est aussi facile que ce passage lui-même.

Il est évident que l'incubation représente un travail local qui dispose ordinairement l'économie à contracter la maladie virulente; mais cette période de silence avant que la maladie s'affirme, c'est-à-dire avant que l'organisme réagisse d'une manière générale, cette incubation laisse-t-elle à supposer que la maladie éclate juste au moment où le germe morbide envahit l'économie? Je ne le crois pas; et il me semble plus vrai de penser qu'avant l'invasion il y a eu un travail de saturation. Le virus, une fois inoculé, peut se comporter de plusieurs manières : il s'éteint ou il se reproduit; dans ce second cas, il détermine toujours une affection locale qui présente trois variétés.

1° Son produit ne passe pas dans l'économie.

2° Il passe en petite quantité dans l'économie, de telle sorte que l'invasion de la maladie suit de loin l'affection primitive.

3° Il passe en abondance dans le sang et sature rapidement l'organisme, qui alors réagit peu de temps après l'inoculation.

---

(1) V. Tardieu. *De la Morve et du farcin chroniques*, 1843.

Dans ces deux derniers cas, il faut nécessairement que le ferment soit transporté du point où il a été inoculé jusque dans le torrent circulatoire. Rien ne serait plus simple par endosmose, si l'on admettait des ferments solubles; mais j'ai essayé de démontrer, comme on l'a vu, que les ferments sont toujours des organismes.

Les virus, considérés comme des organismes-ferments, doivent donc trouver des portes ouvertes pour pénétrer dans l'appareil circulatoire.

Ici j'ai besoin de rappeler encore que la reproduction des ferments peut se faire par cytoblastions, c'est-à-dire par des corpuscules organiques qui après avoir appartenu, à titre de granules, à un organisme-ferment, multiplient celui-ci dès qu'ils sont devenus libres et qu'ils se trouvent dans un milieu propre à leur nutrition. Pendant l'incubation qui est une fermentation locale, il se produit donc des cytoblastions. Si l'on considère que ces éléments reproducteurs ont un diamètre presque insensible; quand on les voit même avec un fort grossissement, il devient facile de concevoir qu'ils puissent pénétrer dans les capillaires sanguins et dans les lymphatiques: il suffit pour cela d'admettre que, pendant le travail inflammatoire qui accompagne l'incubation, il y ait quelques vaisseaux parmi les plus capillaires qui soient rompus, déchirés, de façon que leur lumière si petite qu'elle soit, baigne dans le produit de l'inoculation. Je prends pour exemple l'infection purulente, qui a le double avantage de rentrer dans le cadre des maladies zymotiques et d'avoir soulevé une mémorable discussion (1).

M. Velpeau admet la résorption du pus, « soit par l'absorption lymphatique, soit par imbibition ou par endosmose, soit par les orifices des veines restées béantes à la surface des plaies. »

M. Cruveilhier dit que le pus n'est pas absorbé par la plaie, mais formé à la surface interne des veines qui suppurent. Dance, Blandin et P. Bérard, ont été à peu près du même avis.

Pour de Haen et Tessier, il y aurait génération directe du pus

---

(1) Voy. *Supplém. au Dict. des Dict.*, 1851, au mot *Purulente (Infection)*.

dans le sang sous l'influence d'une disposition particulière de l'économie (diathèse purulente) ; et cette disposition serait seule nécessaire, sans avoir besoin d'invoquer l'absorption du pus à la surface
de la plaie, ou la sécrétion purulente de la surface interne d'une
veine. En effet il est difficile d'admettre le passage des globules du
pus dans les capillaires, puisqu'ils sont plus gros que les globules
sanguins, et il est incontestable que l'infection purulente se produit
souvent sans phlébite.

Mais la question fut reprise au point de vue expérimental.
MM. de Castelnau et Ducrest (1) instituèrent une série d'expériences
plus méthodiques que celles qui avaient été tentées. Ils conclurent
que l'introduction artificielle du pus dans les veines détermine un
ensemble de lésions qui présente une complète similitude avec l'infection purulente.

M. Sédillot, plus récemment, reprit de pareilles expériences,
conclut à la même similitude, et admit le passage du pus en nature
par les veines béantes à la surface de la plaie. Il admit aussi que le
pus voyageant dans l'appareil circulatoire va former les abcès multiples qui caractérisent l'infection purulente.

Cependant M. Bérard avait démontré que les dimensions des globules de pus présentent un obstacle matériel à la manière dont les
partisans de la résorption les faisaient pénétrer et voyager dans
l'économie.

M. L. Fleury (2) a soulevé cette objection : «Le pus, dit-il, se
compose de sérosité et de granules fibrineux isolés, qui, par leur
réunion, forment ce qu'on appelle globules purulents...

« Dans le cas où le pus est formé dans l'intérieur du système circulatoire, il peut se mêler au sang sous les deux formes granuleuse
ou globuleuse...

« Dans le cas où le pus, formé en dehors du système circulatoire,
est introduit dans ce dernie. par absorption, il n'y peut pénétrer

____

(1) *Recherches sur les abcès multiples* (*Mém. de l'Acad. roy. de méd.*, t. XII ;
1846).

(2) *Essai sur l'inf. pur.*, 1844. p. 200.

que sous sa forme granuleuse, et cette pénétration est possible. L'introduction du pus dans le sang sous la forme granuleuse suffit pour constituer une infection purulente. »

De l'ensemble de ces recherches, on peut conclure :

1° Qu'il n'y a pas d'infection purulente sans une disposition particulière (Tessier), car on a pu injecter du pus en petite quantité dans le sang des animaux sans déterminer d'accidents (Sédillot).

2° Que les abcès métastatiques ne se forment pas par le dépôt des globules de pus entraînés jusqu'à ce qu'ils s'arrêtent (Bérard), attendu que ces abcès métastatiques procèdent d'un travail morbide qui génère le pus sur place (Tessier).

3° Que la cause de l'infection purulente est le passage dans le sang des *granules de pus*, ou la formation de pus à l'état *globuleux* et *granuleux* dans les veines (Fleury), et dès lors il devient facile de s'expliquer que ces granules ou cytoblastions, charriés dans toutes les parties vasculaires, puissent être arrêtés là où il y a une stase sanguine, et que ces granules agissant alors en qualité de ferment déterminent la formation rapide d'un noyau purulent.

Ces conclusions peuvent également s'appliquer à tous les virus ; car, en les réduisant à leur forme la plus simple, on peut les considérer avec M. Robin comme des « substances organiques » mais à l'état de corpuscules, c'est-à-dire organisées et *dérivant d'un organisme préexistant, qu'ils sont aptes à reproduire.*

Quant à la démonstration de cette théorie, elle est simple à faire, car si la propriété contaminante des virus appartient à des corpuscules organiques, la filtration bien faite de ces virus suffira pour détruire leurs propriétés spécifiques. Mais, pour avoir une filtration complète, il faut évidemment recourir à un autre moyen que celui du filtre en papier qui n'est qu'un tamis, il faut employer une membrane animale qui, elle, n'est susceptible que d'une véritable endosmose. Si l'on objecte que l'endosmose peut opérer une dialyse du virus, telle, que les parties séreuses seules imbibent la membrane, tandis que les liquides organiques ne l'imbibent pas, d'où il résulte que le produit de la filtration ne représente plus du tout un virus , on aura du moins la preuve que ce n'est pas par endosmose que les virus contaminent l'économie. Mais alors il sera peut-être encore possible de soulever cette objection par une contre-épreuve. Car, si l'on veut avoir la preuve directe que des granules de pus sont susceptibles d'engendrer des globules de pus, on peut, comme je l'ai fait, triturer légèrement du pus avec de l'eau albumineuse, filtrer à travers un papier gris et mettre la liqueur filtrée dans du sérum à une température de 35°.

CHAPITRE X

De l'action des ferments sur l'économie animale.

Après avoir développé l'hypothèse de la nature zymotique des miasmes et des virus, en me rapprochant autant que possible de l'expression des faits, il me reste à faire connaître quelques recherches qui appartiennent plus à l'observation qu'à la théorie. Elles viennent corroborer le rapprochement que je me suis efforcé d'établir sur des preuves rationnelles, en regrettant de ne pouvoir encore poursuivre moi-même, sinon l'ensemble, au moins une partie des preuves expérimentales qui viendraient compléter les premières.

La possibilité de la fermentation dans le sang semble parfaitement établie par les expériences de M. Cl. Bernard (1). Il a injecté de l'amygdaline et de l'émulsine séparément sur des lapins, et il n'a rien observé ; mais, quand il a injecté sur le même lapin et par des veines différentes ces deux ubstances, elles ont promptement déterminé la mort, avec les signes de l'intoxication produite par l'acide cyanhydrique.

M. Cl. Bernard a également injecté du sucre et de la levûre de bière dans les deux jugulaires d'un chien. Cette expérience réitérée eut le même résultat : les animaux moururent après un temps variable entre 24 et 70 heures. Ils présentèrent des symptômes d'adynamie très-marqués avec des déjections sanguinolentes.

(1) *Archives gén. de méd.,* 1848.

A l'autopsie, on trouva la muqueuse intestinale gonflée et par-
semée de taches ecchymotiques; le pancréas enflammé, présentant
parfois des foyers purulents; les poumons engoués et infiltrés de
sang noir; les vaisseaux et le cœur contenaient un sang noir, visqueux, mal coagulé ou liquide; enfin toutes les lésions de l'infection putride.

Dans ce cas, l'action de la levûre est complexe. Elle a pu agir en
sursaturant le sang d'acide carbonique, et déterminer, par suite, un
trouble profond de l'hématose, avec la série des accidents asphy-
xiques. D'une autre part, elle a pu se décomposer simultanément avec
les globules sanguins, en s'oxydant directement et en dégageant des
produits méphitiques.

M. C. Davaine (1), dans un mémoire qu'il a envoyé à l'Académie,
a fait connaître la cause zymotique de la maladie du *sang de la
rate*. Cette maladie vient sous forme d'épizootie sur les bêtes à laine
pendant les grandes chaleurs.

Déjà M. Davaine avait observé, en 1850, avec M. Rayer, plusieurs
cas de cette maladie. M. Rayer et plusieurs savants découvrirent
alors qu'elle est inoculable non-seulement au mouton, mais au
bœuf, au cheval et à d'autres animaux qu'elle tue en deux ou trois
jours. M. Davaine trouva dans le sang des animaux morts de cette
maladie « de petits corps filiformes, ayant environ le double en longueur d'un globule sanguin; ces petits corps n'offraient pas de
mouvements spontanés »; il remarqua aussi que les globules du
sang s'aggloméraient généralement en masses irrégulières. En 1863,
M. Davaine eut l'occasion de poursuivre de nouveau ses recherches
sur cette curieuse maladie; il constata de nouveau la présence de
bactéries après la mort, et c'est ainsi qu'il les décrit : « Les bactériums du *sang de la rate* sont des filaments libres, droits, roides,
cylindriques, d'une longueur variable entre 4 et 12 millièmes de
millimètre, d'une minceur extrême; les plus longs offrent quelquefois une et très-rarement deux inflexions à angle obtus. Par un
très-fort grossissement, on distingue des traces de divisions en seg-

---

(1) *Compt. rend.*, t. LVII, p. 351, 386; 1863.

ments, et ils se reproduisent par scissiparité ; ils n'ont absolument aucun mouvement spontané. Par la dessiccation, ils conservent leur forme et leur apparence ; l'acide sulfurique, la potasse caustique en solution concentrée, ne les détruisent pas ; ils se comportent à l'égard de ces réactifs comme les conferves les plus simples. »

De nombreuses inoculations ont amené M. Davaine à établir que : Les bactéries se développent dans le sang. Quand au début de l'infection, on découvre quelques-uns de ces corpuscules, ils sont très-rares et très-courts ; mais bientôt on les voit se multiplier et s'accroître rapidement. Leur nombre est variable, mais souvent on les trouve par myriades. Exposés à la température de 100 degrés pendant 10 minutes, dans du sang frais, ils ont conservé la propriété de reproduire la maladie par injection sous-cutanée.

L'autopsie, pratiquée aussitôt après la mort de l'animal, laisse voir tous les organes sains, mais le cœur et les gros vaisseaux distendus par de gros caillots.

La coagulation du sang est la seule cause apparente de la mort.

L'apparition des bactéries dans le sang précède celle des phénomènes morbides.

La durée de la vie, à partir du moment de l'inoculation, a été en moyenne de 40 heures.

La période d'incubation est relativement longue, car dès que les bactéries apparaissent dans le sang, l'animal n'a plus à vivre que de 3 à 5 heures.

Le sang inoculé avant l'apparition des bactéries ne reproduit pas la maladie.

On voit, d'après ces traits principaux, que j'emprunte au mémoire de M. Davaine, que la maladie du sang de la rate (qui, inoculée à l'homme, produit la pustule maligne) est bien une maladie zymotique. Le ferment paraît agir en fournissant un produit coagulant, et comme M. Davaine le fait remarquer, ces bactéries ont une grande analogie avec le ferment butyrique de M. Pasteur.

Doit-on s'étonner que dans cette maladie le ferment soit si visible, tandis que dans les autres supposées également zymotiques, on n'a pas encore découvert leurs ferments respectifs ? Je ferai remarquer qu'ici on a affaire à un genre de ferment qui se reproduit par scissiparité, et dont les corpuscules les plus petits se distinguent encore facilement des éléments du sang, en raison de leur forme linéaire. La difficulté aurait été plus grande très-probablement pour l'auteur de cette découverte, s'il avait eu affaire à un ferment globuleux. D'un autre part, on voit que c'est par une multiplication énorme que les bactéries tuent. Il est probable que les autres ferments se reproduisent moins vite, et que beaucoup d'entre eux restent dans le sang à l'état de levûres, c'est-à-dire sous une forme accidentelle qui n'est pas celle de leur espèce, de sorte que si l'on veut arriver à les saisir et à les distinguer des globulins du sang, il faudra probablement recourir à des artifices qui les révèlent par un milieu différent, sous une forme nouvelle.

Déjà quelques observateurs ont annoncé l'existence d'infusoires dans le sang des syphilitiques et dans le pus des bubons, se sont-ils trompés, ou ont-ils surpris l'agent zymotique dans une phase de la maladie, dans un produit morbide où il serait plus sensible?

Certains ferments qui resteraient à l'état de cytoblastions dans le sang, n'accompliraient-ils pas une évolution ultérieure dans les excreta?

M. E. Allix (1) a trouvé plusieurs fois dans l'urine des scarlatineux des infusoires du genre vibrion.

Bien que pour ma part je n'aie pas encore obtenu de résultats positifs, je ne désespère pas de pouvoir un jour extraire une inconnue de ce monde prétendu invisible dont la puissance est si désastreuse.

Les maladies sont connues dans leurs effets, et déjà la médecine est salutaire, n'est-on pas en droit d'espérer que le jour où tous leurs agents seront également connus, il deviendra possible au médecin de rendre son art encore plus bienfaisant en détruisant les causes mêmes du mal?

Sublatâ causâ, tollitur effectus.

---

(1) Communication.

CHAPITRE XI

Naturam morborum curationes ostendunt.

Dans son mémoire, M. Davaine dit en parlant de l'autopsie des animaux morts de la maladie du sang de la rate : « Les organes ne renferment des bactéries qu'en raison de leur vascularisation; la rate est celui de tous qui en contient le plus, et ses corpuscules y sont toujours en nombre véritablement prodigieux... Après la rate viennent le foie, le rein, puis le poumon. »

Si la rate n'est, comme cela est probable, qu'un organe de diges-tion des éléments du sang, on comprend que son volume et sa consistance soient altérés dans toutes les maladies zymotiques; on comprend aussi que le quinquina, qui semble avoir une action spéciale sur l'activité de cet organe, puisse rendre d'éminents ser-vices toutes les fois qu'il est chargé de débarrasser le sang de nou-veaux organismes qui l'altèrent.

La vascularité du foie et sa triple fonction de diverticulum, d'ap-pareil digestif, de dialyseur ou d'émonctoire peuvent expliquer son augmentation d'activité et ses altérations consécutives dans les ma-ladies zymotiques, ainsi que l'action adjuvante des drastiques (1).

Aux actions digestives et secrétoires qui débarrassent le sang du ferment et de son produit, il faut ajouter les actions évacuantes : diarrhée, hémorrhagie.

Ce que la nature ne fait pas, la médecine peut le faire; il est des cas où la digestion des glandes est impuissante à détruire le ferment et alors le développement de celui-ci altère le sang, soit en le coagu-lant, soit en dissolvant ses globules, ou même en faisant les deux en même temps.

---

(1) On sait que les purgatifs réveillent souvent une fièvre d'accès. L'action est certainement complexe; mais on pourrait attribuer une part à l'activité plus grande donnée à la circulation du foie, d'où il résulterait que le ferment, incom-plétement digéré, serait ramené dans l'économie.

C'est alors qu'on comprend l'utilité des médicaments altérants qui portent également leur action sur les hématies et sur le ferment, mais les premières sont dans leur milieu et pourront se reproduire ôt ou tard ; le second doit être détruit avant tout. Les altérants agissent alors comme toxiques, car c'est en cette qualité qu'ils peuvent agir comme antiseptiques, soit par la propriété digestive qu'ils communiquent au plasma sanguin (alcalins), soit parce qu'ils diminuent la vitalité des ferments en se combinant avec leur propre substance, ainsi que le fait le mercure.

Ce qui prouve la différence de ces deux manières d'agir, c'est l'antagonisme du mercure et de l'iodure de potassium dans la syphilis.

Un malade semble-t-il guéri par le mercure, si l'on vient à lui administrer trop tôt l'iodure de potassium pour éliminer le mercure sous forme d'iodo-sel soluble, on voit souvent reparaître les accidents syphilitiques (Martin-Damourette).

Ce fait est facile à expliquer. Le mercure et l'iode ont tous deux une action chimique substitutive, ils modifient les composés organiques en entrant dans leur constitution, par suite ils tuent les organismes. L'un et l'autre sont antiseptiques ; mais l'un est l'antidote de l'autre, d'où il résulte que l'iodure de potassium peut éliminer de l'économie le mercure qui y exerçait une action protectrice contre le ferment syphilitique, et alors celui-ci recouvre son activité.

Les fermentations abandonnées à elles-mêmes en présence de l'air sont ordinairement complexes, mais on voit toujours une succession dans la prédominence d'un ferment sur les autres. C'est toujours le ferment auquel le milieu convient le mieux qui occupe d'abord la scène, pendant que les germes des autres attendent en agissant peu ou point. La même chose se passe dans les maladies éruptives ; rarement elles se marient, le plus souvent, l'une guérit et l'autre surgit.

Quant à la loi d'antagonisme de M. Boudin, loi d'après laquelle la fièvre typhoïde, la fièvre intermittente et la phthisie. s'exclueraient, elle paraît très-douteuse ; elle n'est peut-être que l'expression d'un fait : c'est que les populations des pays de fièvre ne meurent que par la fièvre, parce qu'elle ne les laisse pas mourir d'autre chose.

Les maladies zymotiques ne semblent nullement se partager leurs tributaires, mais elles se contentent ordinairement de faire payer le tribut une seule fois, et elles tiennent souvent quitte en escomptant la maladie pour ses prodromes.

Enfin les fièvres éruptives semblent devoir leurs causes à des ferments de la nature des vibrions, ferments qui, selon M. Pasteur, vivent d'acide carbonique et que l'oxygène tue, tandis que c'est le contraire pour les bactéries; mais, comme le fait observer M. J. Lemaire, l'organisme, qui est vibrion, était bactérie quelques heures plus tôt. Si ce genre de métamorphose existe entre tous les vibrions et toutes les bactéries, comme il existe, selon M. Lemaire (1) et selon plusieurs zoologistes, entre le *bacterium termo* et le vibrion linéole, on peut s'expliquer que, dans les fièvres éruptives, un ferment du genre des bactéries se développe d'abord dans le sang (sous l'action de l'oxygène), puis qu'il aille se séquestrer dans les capillaires engoués, pour y accomplir son évolution en passant à l'état de vibrion.

C'est ainsi que, dans les fièvres éruptives, l'éruption exonérerait le sang du ferment qui le souillait.

Enfin pour expliquer logiquement l'action des médicaments *altérants*, dans des maladies qui n'altèrent que déjà trop le malade, il semble nécessaire (maintenant que les idées de Broussais ont fait leur temps) de revenir à la notion des *antiseptiques*. Peut-être alors trouvera-t-on des moyens plus efficaces pour guérir les maladies zymotiques les plus incurables (morve, rage, pustule maligne). Les expériences du D' Polli (2), présentent, à cet égard, un vif intérêt : il a pu injecter du pus, du sang putride, du virus morveux, dans la veine fémorale du chien, sans produire d'accidents, en administrant pendant cinq jours avant l'opération 2 grammes par jour d'*hyposulfite de soude*.

---

(1) *Compt. rend.*, t. LVII, p. 825, octobre 1863.

(2) De la fermentation considérée comme cause de diverses maladies; Milan 1861.

Conclusions.

De la première partie de cette compilation on peut conclure avec Hippocrate que : « la médecine est depuis longtemps en possession d'un principe et d'une méthode qu'elle a trouvés. Avec ces guides, de nombreuses et excellentes découvertes ont été faites dans le long cours des siècles ; et le reste se découvrira si des hommes capables et instruits des découvertes anciennes les prennent pour point de départ de leurs recherches. Mais celui qui, rejetant et dédaignant le passé, tente d'autres méthodes et d'autres voies, et prétend avoir trouvé quelque chose, celui-là se trompe et trompe les autres. » Les idées générales sont éternelles (1), les idées particulières seules se multiplient à mesure qu'on sait mieux observer les faits. Or de tout temps on a reconnu des causes animées à certaines maladies ; on les a appelées *génies, démons, essences,* nous les appelons *ferments.*

Dans la deuxième partie j'ai discuté les théories de Berzelius et de Liebig et j'ai cherché à prouver qu'elles ne me paraissent plus admissibles :

---

(1) L'erreur est une diminution de la vérité. A ce titre, certaines idées générales des anciens peuvent être erronées comme celle de la vie. Toujours on lui a reconnu des causes (principe igné, esprit universel, esprits, âmes). Ces causes supposées ont servi de bases aux différents thèmes qui ont eu pour objet d'expliquer la vie. Par une légitime tendance, on a érigé en dogmes les lois naturelles ; celle de la mort a dû nécessairement être considérée comme le résultat d'un antagonisme entre les dieux. Puis les philosophes ont cherché à voir et à dénommer deux forces contraires et continuellement en lutte. Mais aujourd'hui, en physiologie générale, s'il est possible d'admettre, par rapport à l'*individu*, deux lois, celle de vie et celle de mort, il est impossible de ne pas reconnaître une seule loi quant à l'espèce, celle de la vie. La vie, comme la mort, dérive d'une même force, la *génération* ; toutes les essences créées, la possédant, tendent à prendre possession de la matière pour devenir vivantes, et les êtres vivants, à tort ou à raison, se disputent la vie selon la loi du plus fort.

1° Parce que la *catalyse* ne peut signifier qu'une action physique très-explicable en elle-même, mais qui n'explique nullement l'action des ferments ;

2° Parce qu'on ne peut, avec Liebig, attribuer la fermentation à un mouvement communiqué par des molécules en décomposition (ferment) à d'autres molécules plus stables (matière fermentescible), qui cependant se décomposeraient par le fait de l'ébranlement reçu.

Puis, faisant l'histoire des recherches modernes sur les ferments, j'ai établi :

1° Que ce sont toujours des organismes ;

2° Que les levûres dérivent d'espèces végétales par métamorphose ;

3° Que les levûres et un grand nombre de ferments peuvent se multiplier par des corpuscules organiques ou cytoblastions ;

4° Que les *diastases* ou *digestions* sont distinctes des fermentations et que les agents diastasiques ne se comportent pas comme des ferments ;

5° Que l'on peut reconnaître l'existence de ferments physiologiques (ferments du sinapis et des rosacées) ;

6° Qu'on peut également admettre des ferments physiologiques dans le règne animal : hématies, spermatozoaires ;

7° Qu'on doit distinguer dans les organismes-ferments les modifications chimiques qui s'accomplissent dans le milieu où ils vivent, et les modifications organiques qu'ils sont capables de subir.

Dans la troisième partie, développant l'hypothèse qui reconnait une même nature aux ferments, aux miasmes et aux virus, j'ai établi :

1° Que les miasmes et les virus doivent se reproduire le plus ordinairement par cytoblastions ;

2° Qu'ils sont de même nature et qu'ils déterminent des maladies zymotiques, dont les caractères varient avec l'espèce du miasme et avec son mode de propagation.

3° Qu'on peut expliquer l'infiltration des cytoblastions et des propagules non par endosmose, mais par migration à travers les tissus de l'économie.

4° Que les agents zymotiques sont susceptibles de produire des effets différents et même de se transformer : leur spécificité d'action variant avec les espèces qu'ils contaminent, et leur spécificité de nature n'excluant pas leurs métamorphoses.

5° Que l'hypothèse en question, vérifiée pour la *maladie du sang de la rate*, s'appuie sur des preuves rationnelles nombreuses, que l'on peut tirer de l'incubation des maladies zymotiques, de leur marche et de leur traitement.

TABLE DES CHAPITRES

Paris — A. PARENT, Imprimeur de la Faculté de Médecine, rue Monsieur-le-Prince, 31.

9 782016 201954